出血性脑卒中

Hemorrhagic Stroke

出血性脑卒中
Hemorrhagic Stroke

原著 Edoardo Boccardi ・ Marco Cenzato
Francesco Curto ・ Marco Longoni
Cristina Motto ・ Valentina Oppo
Valentina Perini ・ Simone Vidale

主译 元小冬　王淑娟　刘业松

北京大学医学出版社

CHUXUEXING NAOCUZHONG

图书在版编目（CIP）数据

出血性脑卒中 /（意）艾德阿都・博卡迪
（Edoardo Boccardi）等原著；元小冬，王淑娟，刘业松主译.
—北京：北京大学医学出版社，2020.1
书名原文：Hemorrhagic Stroke
ISBN 978-7-5659-2066-0

Ⅰ. ①出… Ⅱ. ①艾… ②元… ③王… ④刘… Ⅲ. ①出血
性疾病－脑血管疾病－诊疗 Ⅳ. ①R743.3

中国版本图书馆 CIP 数据核字（2019）第 217246 号

北京市版权局著作权合同登记号：图字：01-2018-2300

Translation from the English language edition：
Hemorrhagic Stroke
edited by Edoardo Boccardi, Marco Cenzato, Francesco Curto, Marco Longoni,
Cristina Motto, Valentina Oppo, Valentina Perini and Simone Vidale
Copyright © Springer International Publishing Switzerland 2017
This Springer imprint is published by Springer Nature
The registered company is Springer International Publishing AG
All Rights Reserved

Simplified Chinese translation Copyright © 2020 by Peking University Medical
Press.
All Rights Reserved.

出血性脑卒中

主　　译：元小冬　王淑娟　刘业松
出版发行：北京大学医学出版社
地　　址：(100191) 北京市海淀区学院路 38 号　北京大学医学部内
电　　话：发行部 010-82802230；图书邮购 010-82802495
网　　址：http://www.pumpress.com.cn
E - mail：booksale@bjmu.edu.cn
印　　刷：中煤（北京）印务有限公司
经　　销：新华书店
责任编辑：畅晓燕　责任校对：靳新强　责任印制：李　啸
开　　本：889 mm×1194 mm　1/32　印张：5.375　字数：128 千字
版　　次：2020 年 1 月第 1 版　2020 年 1 月第 1 次印刷
书　　号：ISBN 978-7-5659-2066-0
定　　价：39.00 元
版权所有，违者必究
（凡属质量问题请与本社发行部联系退换）

译者名单

主　　译　元小冬　王淑娟　刘业松

副主译　苏雅娣　李建全　卢利红
　　　　王　义

译者名单（以姓名汉语拼音排序）

李建全　刘业松　卢利红　欧　亚
苏雅娣　孙玉洁　王淑娟　王　义
元小冬　张丽丽　张楠楠　赵　萌
周立富

原著者名单

Elio Agostoni Head of the Department of Neurosciences, ASST Grande Ospedale Metropolitano Niguarda, Milan, Italy

Edoardo Boccardi Department of Neurosciences, Department of Neuroradiology, ASST Grande Ospedale Metropolitano Niguarda, Milan, Italy

Marco Cenzato Department of Neurosciences, Department of Neurosurgery, ASST Grande Ospedale Metropolitano Niguarda, Milan, Italy

Francesco Curto Department of Neurosciences, Department of Neuroresuscitation and Intensive Care, ASST Grande Ospedale Metropolitano Niguarda, Milan, Italy

Marco Longoni Department of Neurosciences, Department of Neurology and Stroke Unit, ASST Grande Ospedale Metropolitano Niguarda, Milan, Italy

Cristina Motto Department of Neurosciences, Department of Neurology and Stroke Unit, ASST Grande Ospedale Metropolitano Niguarda, Milan, Italy

Valentina Oppo Department of Neurosciences, Department of Neurology and Stroke Unit, ASST Grande Ospedale Metropolitano Niguarda, Milan, Italy

Valentina Perini Department of Neurosciences, Department of Neurology and Stroke Unit, ASST Grande Ospedale Metropolitano Niguarda, Milan, Italy

Simone Vidale Stroke Unit and Neurological Emergencies, Sant'Anna Hospital, Como, Italy

译者前言

周末清晨的阳光特别明媚。在完成了连续五天的河北省卫生健康委员会交给的十所县级医院卒中防治中心现场评审任务后，驱车五小时在滂沱大雨中赶路的紧张与倦怠一扫而空。此时，眼望窗外满目生机盎然的绿色，顿觉心旷神怡。

回想这次卒中防治中心的现场评审，不但欣喜地看到临床一线卒中救治工作者所取得的丰硕成果，也感受到了他们在救治中不懈努力的火一样激情。同时，我们发现在出血性脑卒中患者诊治方面，尚普遍缺乏医院结合自身特点制订的快捷、高效的出血性脑卒中救治流程，而流于转抄文件的形式化；有些医院脑出血患者常规收入神经外科，缺乏对于患者病情的系统和规范化评估，而且治疗以血肿清除等有创性措施为主，手术治疗前后多学科分析讨论不充分，综合性治疗不规范；有些医院动脉瘤性蛛网膜下腔出血患者收入神经内科进行介入治疗，缺乏对于病情严重性的系统评估；同时，存在神经康复早期治疗率低或不规范等问题。这些问题严重影响了出血性脑卒中患者临床救治的效果。分析产生这些问题的原因，主要是相关医务人员在繁忙的临床工作之余，很难有时间去深度学习这方面的专业知识。本书则为读者在临床工作中解决这些具体问题提供了一种快捷、有效的工具。

当前，不断升高的出血性脑卒中发病率已经引起了社会的广泛关注。因出血性脑卒中起病的急骤性和病情的严重性，许多患者不宜长途转运，以发病所在地医院尽快进行最有效治疗为佳。虽然近些年我国各级医院发展较快，具备多数出血性脑卒中治疗的硬件设施，但由于医务人员技术水平参差不齐，致使许多此类患者的治疗效果欠佳。为改变这种现状，提高我国脑卒中患者的临床救治效果，使他们更多地从中受益，大批医务工作者为此竭尽心智，贡献着自己的人生芳华。特别是国家脑血管病防治办公室王陇德院士和中国卒中学会常务副会长王拥军教授以及北京宣武医院华扬教授等著名学者为首的团队，率先举起我国卒中中心建设的大旗，多年如一日，坚持不懈地奋战在构建我国标准化卒中防治体系的第一线，为我国各级卒中中心的规范化和标准化建设做出了突出的贡献。正是在这些工作的基础上和他们的积极推动下，目前在我国各省市掀起了各级卒中中心创建工作的热潮，一所所医院中由多个卒中相关学科联合组成的卒中中心相继挂牌成立，一位位卒中患者在这项工作中获益。然而，其中的一些不足也逐渐显现出来，尤其是一些卒中救治关键环节和岗位人员的专业知识和技术缺陷，明显地影响了临床救治效果。因此，出版关于出血性脑卒中临床组织管理和标准化诊治规范相关的手册或培训书籍显得尤为重要。

本书以独具特色的卒中组织管理体系、循证指南的规范应用、多学科诊治的无缝配合、患者个体化精准治疗原则为全书的主体架构，以卒中患者获得最快捷、最佳和高效的治疗为全书的主线，以临床经典病例为基石，将出血性脑卒中在卒中中心的组织管理和临床救治工作场景以立体化、模板化的方式展示给读者，为我们卒中中心的运行管理和临床工作的开展提供了一本难得的参考手册。我相信，本书必会成为每一位医院和卒中中心管理者的良师益友，卒中诊疗相关医务人员白衣口袋中的必备手册，以及医学生手中不可多得的工具书。我想，这也是我作为一名从事神经内科工作三十余年的医者奉献给大家的一些读后心得。

元小冬

开滦总医院

2019 年 7 月

原著前言

出血性脑卒中的急性期是神经科急症。急性出血性脑卒中的管理需要一系列复杂的流程和迅速的行动,以确保患者得到及时有效的救治。出血性脑卒中因存在各种临床病理改变而表现复杂,主要包括原发性或继发性脑实质内出血和蛛网膜下腔出血。正因如此,衍生出了一个新的机构:即一个密切合作的多学科团队,他们能够在考虑到所在医院组织机构特点的同时,迅速作出正确诊断和选择治疗方案。这种情况下,更需要有一个专门的组织机构,以保证出血性脑卒中患者无论何时何地均能获得最佳的治疗。

本书旨在为专科医生提供一个参考工具,依据科学文献和国际指南,使出血性脑卒中患者得到最有效、最连贯的处理。脑卒中的管理极其复杂,对其管理的不断完善是指导临床诊断、选择仪器检查和最佳治疗方法以及决定患者预后的重要基础。本书采用动态的方法对指南的进展和当前的临床诊疗进行了阐述,并介绍了记录有患者各阶段诊断治疗决策和临床路径问题的真实临床案例:这些案例的诊断治疗决策问题均来源于临床日常工作所见,然后通过临床专家分析和评述的方式呈现给读者。

这本书的重要特点是在考虑到接收出血性脑卒中患者医院的组织机构特点的同时,将最佳的临床经验应用于真实的工作场景之中。基于这种理念,出血性脑卒中的诊断治疗路径因医院的技术水平、专业和组织机构特点的不同而不同,这是确定不同临床路径的指导原则。本书的写作设计是将读者置于一种真实的工作场景之中，并为临床医师提供了如何根据治疗患者所在医院的功能特点选择最佳的路径。这种模式促进了疾病救治网络工作的发展，拓展了准确处置急性出血性脑卒中的"中枢辐射式"组织机构的概念。在这种情况下，临床医疗中心的组织机构特点决定了出血性脑卒中患者救治的临床路径类型，从而可为临床医生对于临床路径的选择提供便利条件，并指明临床医疗中心之间进行有效网络合作的重要性。

本书作者

缩略语

AED　抗癫痫药物
（Anti-epileptic drug）

AHA　美国心脏协会
（American Heart Association）

ASA　美国卒中协会
（American Stroke Association）

APTT　活化部分凝血活酶时间
（Activated partial thromboplastin time）

AVM　动静脉畸形
（Arteriovenous malformation）

BP　血压
（Blood pressure）

CAA　脑淀粉样血管病
（Cerebral amyloid angiopathy）

CCB　钙通道阻滞剂
（Calcium channel blocker）

CHL　脑出血性病变
（Cerebral hemorrhagic lesion）

CSF　脑脊液
（Cerebrospinal fluid）

CPR　心肺复苏术
（Cardiopulmonary resuscitation）

CPSS　辛辛那提院前卒中量表
（Cincinnati Prehospital Stroke Scale）

CT　计算机断层扫描
（Computed tomography）

CTA　计算机断层扫描血管造影
（Computed tomography angiography）

CVA　　脑血管疾病
　　　　（Cerebrovascular attack）

DAVF　硬脑膜动静脉瘘
　　　　（Dural arteriovenous fistula）

DALY　伤残调整生命年
　　　　（Disability-adjusted life years）

DC　　去骨瓣减压术
　　　　（Decompressive craniectomy）

DCI　　迟发性脑缺血
　　　　（Delayed cerebral ischemia）

DSA　数字减影血管造影
　　　　（Digital subtraction angiography）

DVT　深静脉血栓形成
　　　　（Deep vein thrombosis）

DWI　弥散加权成像
　　　　（Diffusion weighted imaging）

EBI　　早期脑损伤
　　　　（Early brain injury）

ECG
（EKG）　心电图
　　　　（Electrocardiogram）

EEG　脑电图
　　　　（Electro encephalo gram）

ESO　欧洲卒中组织
　　　　（European Stroke Organization）

EVD　脑室外引流
　　　　（External ventricular drain）

ER　　急诊室
　　　　（Emergency room）

EVS　外部脑室分流
　　　　（External ventricular shunt）

FFP　　新鲜冰冻血浆
　　　　（Fresh frozen plasma）

FLAIR　液体衰减反转恢复
　　　　（Fluid-attenuated inversion recovery）

GCS　格拉斯哥昏迷量表
（Glasgow Coma Scale）

GCP　药物临床试验管理规范
（Good clinical practice）

HF　心力衰竭
（Heart failure）

HR　心率
（Heart rate）

ICH　脑出血
（Intracerebral hemorrhage）

ICP　颅内压
（Intracranial pressure）

ICU　重症监护室
（Intensive care unit）

ISAT　国际蛛网膜下腔动脉瘤试验
（International subarachnoid aneurysm trial）

INR　国际标准化比值
（International normalized ratio）

IV　静脉给药
（Intra venous）

IVH　脑室出血
（Intraventricular hemorrhage）

LMWH　低分子量肝素
（Low-molecular-weight heparin）

MCA　大脑中动脉
（Middle cerebral artery）

MRA　磁共振血管造影
（Magnetic resonance angiography）

MRI　磁共振成像
（Magnetic resonance imaging）

MRS　磁共振波谱分析
（Magnetic resonance spectroscopy）

NIHSS　美国国立卫生研究院卒中量表
（National Institutes of Health Stroke Scale）

NE	神经系统检查 (Neurological examination)
NRX	神经放射学 (Neuroradiology)
OAT	口服抗凝治疗 (Oral anticoagulation therapy)
OR	手术室 (Operatory room)
PAASH	入院时动脉瘤性蛛网膜下腔出血的预后评分 (Prognosis on Admission of Aneurysmal Subarachnoid Hemorrhage)
PCC	浓缩凝血酶原复合物 (Prothrombin complex concentrate)
PICA	小脑后下动脉 (Posterior inferior cerebellar artery)
PTA	经皮经腔血管成形术 (Percutaneous transluminal angioplasty)
rtPA	重组组织型纤溶酶原激活剂 (Recombinant tissue plasminogen activator)
SAH	蛛网膜下腔出血 (Subarachnoid hemorrhage)
SBP	收缩压 (Systolic blood pressure)
SD	（皮质）扩散去极化 (Spreading depolarization)
SIRS	全身炎症反应综合征 (Systemic inflammatory response syndrome)
SPREAD	卒中预防和教育普及计划 (Stroke Prevention an Educational Awareness Diffusion)
SWI	磁敏感加权成像 (Susceptibility weighted imaging)
TCD	经颅多普勒超声 (Transcranial Doppler)
WFNS	世界神经外科医师联合会 (World Federation of Neurological Surgeons)

目录

第一章
急性期诊断和治疗进展

Edoardo Boccardi，Marco Cenzato，
Francesco Curto，Cristina Motto

欧　亚　孙玉洁　译　元小冬　王淑娟　校

出血性脑卒中包括自发性脑出血和蛛网膜下腔出血，虽然在全部脑卒中患者中所占的比率分别仅为 15％和 5％，但由于其死亡率和致残率明显高于缺血性脑卒中，而成为一个世界范围内的公共卫生问题。

此外，近几十年来，出血性脑卒中对于全球的影响明显增加：从 1990—2010 年间，发病人数增长了 47％。这主要是由于在低收入和中等收入国家中的发病率大幅度增加（＋22％；95％CI 5％～30％），而在高收入国家的发病率则显著下降（－19％；95％CI 1％～15％）[1]。

根据同一份报告，在高收入国家和中低收入国家中，此类患者的预后均有所改善，但其比例不同；死亡率分别降低了 38％和 23％，伤残调整生命年（DALY）分别降低了 39％和 25％，死亡率与发病率之比分别下降了 27％和 36％，其主要原因是由于疾病管理的不断改进。

出血性脑卒中是一种临床急症，必须及时诊断和处理，因为在出现临床症状后的最初几小时内，患者临床病情恶化的危险性较高。由于脑出血（intracerebral hemorrhage，ICH）和蛛网膜下腔出血（subarachnoid hemorrhage，SAH）具有不同的病因和治疗方法，因此分别对其进行论述。

1.1 脑出血

ICH 是由血管破裂引起的局灶性脑实质出血，导致脑组织受压和损害。这种出血可以破入大脑的其他组成部分如脑室，但很少进入硬膜下腔或蛛网膜下腔。

1.1.1 流行病学

ICH 的年发病率为 24.6/10 万（95%CI 19.7～30.7)[2]，并随着年龄的增长逐渐增加[2-4]，在所有脑卒中患者中占 10%～15%[5]，且与地域和年龄有关。ICH 在亚洲人群中普遍存在，占所有脑卒中患者的 30%[6]，在 45 岁以下人群中，ICH 和 SAH 占全部脑卒中患者总数的 25%～55%[7]。

在所有年龄人群中，男性患者多于女性患者[2,8]，尤其是在日本人群中[2]。种族方面，亚裔[2,5]和黑人[9]ICH 的患病率较高，这可能与其高血压的患病率高有关。

1.1.2 病因学

ICH 发病有原发性病因和继发性病因。

原发性病因包括高血压性血管病和脑淀粉样血管病（CAA）。

高血压性血管病

高血压是 ICH 最重要的病因[10]，50% 的 ICH 是由高血压所致。高血压性血管病也是 40～50 岁个体 ICH 的主要病因[11]。高血压病增加了脑出血的风险，特别是在没有接受降压治疗的患者和 55 岁以下有吸烟习惯的人群中[12]。

相反，临床适当控制高血压则可降低脑出血的危险。与高血压性血管病有关的大多数脑出血是由于脑小穿支动脉破裂所致，例如豆纹动脉、丘脑穿通支动脉和起源于基底动脉的此类动脉。

脑淀粉样血管病（CAA）

CAA 在 ICH 病因中占 $5\%\sim20\%$[13-14]，是老年人发病的主要原因。脑淀粉样血管病的特点是 β 淀粉样蛋白逐渐沉积在大脑皮质、软脑膜和小脑的中/小毛细血管、小动脉和动脉中，引起这些血管的退行性改变，使血管顺应性降低，从而引起微小出血或症状性脑出血[13,15]。

与本病相关的脑出血部位通常位于脑叶，较少见于小脑，很少发生在脑实质深部，且与微血管病的病变分布有关。这是一种主要发生在老年人的疾病，与编码载脂蛋白 E 的基因改变有关[5]。家族性青少年发病通常会出现编码淀粉样前体蛋白的基因突变。

脑白质疏松症和皮质腔隙性梗死与 CAA 有关，可能主要是由淀粉样血管病累及的动脉慢性低灌注所致[13,17]。

ICH 的继发性病因

- 血管畸形：动静脉畸形（AVM）、硬脑膜动静脉瘘（DAVF）、动脉瘤、海绵状血管瘤、静脉血管瘤、Moyamoya 综合征和毛细血管扩张症。
- 凝血障碍：继发于服用抗凝药、抗血小板治疗和溶栓治疗，以及先天性或获得性出血性疾病（凝血因子缺乏、血小板数量或功能异常）。
- 外源性物质（可卡因、苯丙胺、乙醇）。
- 脑肿瘤和转移性肿瘤（黑色素瘤、肺癌、肾细胞癌、睾丸癌、绒毛膜癌）。
- 脑静脉血栓形成
- 感染性和炎症性疾病（脓毒性动脉炎、真菌性动脉瘤、Weston-Hurst 出血性脑炎、血管炎）。

在老年人中，ICH 最常见的病因是高血压性血管病和脑淀粉样血管病，同时，ICH 与抗凝药物和癌症有关；而在年轻人中，ICH 最常见的病因是血管畸形、药物滥用和凝血障碍。

病变部位

ICH 常见于脑叶、基底节、丘脑、脑干（主要是脑桥）和小脑。因此，这些部位也被定义为脑叶、脑深部和幕下。脑深部出血最常见，约占所有 ICH 的 45%；脑叶部位出血占脑出血的 30%～40%，小脑出血占 10%，脑干出血约占 5%。然而，根据研究群体不同，其比率可能存在一定的差异。

依据出血部位不同，其病因亦可能不同[18]，脑出血发生在脑叶和脑深部时的 1 年存活率基本相同，分别为 45.4%～59.1% 和 45.4%～59.4%[19]。其中，在脑深部且大量的脑出血可破入脑室。

1.1.3　预后

ICH 具有较高的死亡率和致残率。发病 30 天的死亡率为 32%～50%[2,4,20]，1 年生存率为 46%[19]；在发病后 3 个月，仅有 28%~35% 的存活患者能够生活自理。最近的一项研究表明，ICH 患者遗留有后遗症者可达 35%[21]。导致出现后遗症的相关因素包括高龄、脑出血严重程度以及早期临床恶化情况等。

脑出血后病情加重通常发生在症状出现后的最初几小时：20% 的患者发生在入院前，另有 15%～23% 的患者在到达医院后出现临床症状加重[22]。症状加重常意味着持续出血导致血肿扩大。

预后的影响因素

目前，已经发现一些影响预后的危险因素：年龄、意识状态、血压、高热、糖尿病、入院时血糖升高、血肿体积、脑室内出血、血肿周围脑水肿、脑积水、抗凝治疗、肌钙蛋白增高。

其中，血肿扩大、脑出血合并脑积水导致脑室扩大、高血糖和血肿周围脑水肿是预测脑出血急性期预后差的主要因素[23]。

血肿体积

在影响预后的因素中，血肿体积与患者的死亡率增加有关，是最重要的危险因素[24-25]。血肿体积超过 50 ml 则患者的预后差。在临床症状出现后的最初几小时内，血肿体积可因持续出血而不断扩大。

血肿体积通常在发病后 3 h 内不断扩大，但也可能持续到 12 h[5]。在症状出现后的 3 h 内进行评估发现，有高达 73％的患者血肿体积有不同程度增加[26-28]。在 35％以上的脑出血患者中，血肿体积扩大超过了最初出血体积的 1/3[26]。

为了预测血肿扩大的风险，提出了"BRAIN"评分量表。该量表来源于 INTERACT 2 研究得出的 24 分量表，并以最初患者脑部 CT 扫描显示的血肿体积为基础（评分为体积＜10 ml 时为 0 分，10～20 ml 时为 5～7 分），复发 ICH 为 4 分，在出现症状时应用华法林抗凝治疗为 6 分，脑室扩大为 2 分，以及从症状开始到脑 CT 扫描间隔的时间＜1 h＝5 分，1～2 h＝4 分，2～3 h＝3 分，3～4 h＝2 分，4～5 h＝1 分，＞5 h＝0 分。

评分 0 分时，血肿扩大的概率为 3.4％，24 分时则为 85.8％[29]。本量表旨在将血肿扩大的危险进行分层，以供临床和研究时使用。

脑室出血

脑出血患者出现脑室扩张的比例高达 30％～50％，在疾病的早期和晚期均可出现[23]。脑室出血（IVH）的预后不良[24]，且脑室内的血量与损伤程度及存活概率直接相关。

INTERACT 2 研究发现，脑室出血量与预后直接相关，出血量超过 5～10 ml 时，发病后 90 天的死亡率和致残率明显升高[30]。

观察性研究表明，对于有或无脑实质出血的脑室出血给予脑室内注射溶栓药物治疗，均可降低颅内压（ICP）和脑室外引流（EVD）的持续时间，改善此类患者的预后。

目前正在进行一项 CLEAR Ⅲ 临床随机对照双盲研究（血凝块溶解治疗对于加速消除脑室内出血的评价），以评价其疗效。该研究包括 IVH 患者，伴有或不伴幕上 ICH，体积小于 30 ml 且无潜在的血管异常或凝血功能障碍，需要 EVD 定位。这些患者被随机分为 rtPA 组或安慰剂组[31]。

血肿周围脑水肿

脑出血发病 24 h 内出现血肿周围脑组织水肿，第 5～6 天达到高峰，持续约 14 天[5,32]，它是预测患者预后的独立危险因素，与预后不良明显相关[33]。

他汀类药物

他汀类药物与脑出血之间的关系目前尚有争议。最近一项 meta 分析表明，自发性脑出血患者发病前使用他汀类药物既不增加近期死亡率，也不增加致残率[34]。

1.1.4　诊断

ICH 是一种临床急症，快速诊断导致出血的原因，对于此类患者的正确处置非常重要。

临床表现

ICH 临床表现为急性局灶性神经功能缺损，常伴有头痛、呕吐和（或）意识改变，并与 ICH 的位置和出血量明显相关。常见意识改变，一项大规模的研究显示只有 28％ 的脑出血患者意识水平正常，30％患者则可能处于昏迷状态[35]。51％～63％的患者临床症状不断进展，其比例高于缺血性脑卒中（5％～20％），这与持续性出血有关。

脑出血最常见的临床表现如头痛、意识障碍和呕吐，已作为诊断标准用于指导临床出血性脑卒中和缺血性脑卒中的鉴别诊断。而在一些有效性研究中并没有证明其对于脑出血的诊断具有很高的特异性，仅凭这些临床数据并不能明确鉴别缺血性脑卒中和出血性脑卒中。由于迫切需要区分两种类型的脑卒中以制订最佳的治疗方案，神经影像学的应用尤为重要。

ICH 的临床严重程度可以用美国国立卫生研究院卒中量表（NIHSS）进行评价，这是一种可重复的标准化评分标准，常用于缺血性脑卒中的评价。然而，对于 ICH 中常见的意识障碍评价，这个量表并不适用，在这种情况下，通常使用格拉斯哥昏迷量表（GCS）。

GCS 评分和脑出血的出血量大小是预测此类患者发病后 1 个月内死亡率的最佳指标[20]。

在此之后，人们相继提出了几种预后评分量表，其中最常用的是 ICH 评分，该评分考虑到已被证明与预后相关的主要因素：GCS、血肿体积、脑室内出血、血肿部位和年龄（见附录）[36]。这是一个 5 项评分量表，范围从 0（预后良好）到 6（高死亡概率），这与发病 30 天后的死亡率及 1 年后的功能预后有良好的相关性[37]。

影像学检查

虽然突然出现头痛、呕吐、意识障碍和觉醒程度的下降等症状可能提示脑出血的诊断，但应进行头部计算机断层扫描（CT）检查以明确诊断。ICH 在 CT 扫描中表现为高密度病变。CT 扫描可明确血肿的部位和大小，以及血肿周围水肿和是否有脑室出血等情况。同时，CT 检查可以迅速准确地鉴别缺血性脑卒中和出血性脑卒中，以便在超急性期给予患者最佳的治疗。

磁共振成像（MRI）梯度回波序列检测超急性期颅内出血的灵敏度和特异度与 CT 相似[38-39]。但由于检查所需的时间、需要患者配合以及费用原因，很难在紧急情况下使用，因此很少在急诊室进行检查。

MRI 的磁敏感加权成像（SWI）对血红蛋白降解产物尤为敏感，对于微出血和既往陈旧性出血的检测比 CT 扫描更敏感，还可用来检测如血管畸形和肿瘤等疾病，是诊断海绵状血管瘤的首选检查项目[40]。

如果 MRI 显示脑叶微出血、脑表面铁质沉积和脑白质高信号等表现，则支持脑淀粉样血管病的诊断。因此，对于脑出血的病因诊断，尤其是出血吸收后进行此项检查，对于诊断有一定的参考价值。

多层 CT 血管造影（CTA）和 CT 静脉造影，可以在检测脑出血的基础上发现血管异常，如 AVM、动脉瘤和静脉血栓。meta 分析显示与数字减影血管造影（DSA）相比，CTA 对脑出血诊断的准确性为 98.2%，阳性预测值为 97.8%，阴性预测值为 98.5%，敏感性 97%，特异性 98.9%；假阴性率为 1%[41]。因此，CTA 可能在 ICH 急性期的初始血管病因诊断中取代 DSA。

CT 增强扫描和 CTA 可以突出显示"点征"的存在，此征象提出于 1999 年，并被定义为是由血肿一点或多点处造影剂的外渗所致。约有 1/3 的 ICH 患者可见"点征"，这意味着血管破裂处还在持续出血。许多单中心研究已经确定点征是在症状出现最初几小时内接受 CT 检查的患者血肿扩大的预测因子。

这一结果被多中心观察研究 PREDICT 所证实[42]，其中 228 名患者中 27% 观察到了"点征"，并伴有血肿体积扩大和患者神经功能的恶化。虽然"点征"可能是血肿扩大的生物标志物，但在临床中应谨慎使用。

脑血管造影仍然是诊断脑出血患者血管畸形和血管炎的"金标准"，无明显病因或以前的临床检查未发现病因的脑出血患者，均应进行此项检查。55 岁以下的深部脑出血患者也需行脑血管造影[43]，如果结果为阴性，则应在症状出现后 3～6 个月复查血管造影。

血液检查

血液检查一般不能确定脑出血的病因，但可以提供有助于诊断的间接信息（如血管炎的炎症标志物、凝血异常、酗酒者的肝酶异常）。血液检查项目应齐全，年轻患者还应进行毒物分析，以评估患者是否使用了非法药物（可卡因、苯丙胺、摇头丸等）。

1.1.5　急性期治疗

脑出血急性期治疗包括危重患者的一般干预措施，如气道管理、预防颅内血肿扩大的特异性治疗、降低颅内高压和防治并发症。临床应在急诊室对脑出血患者进行高血压、颅内高压的治疗及凝血功能障碍的纠正。

在症状出现 24 h 内，神经功能恶化和心脏功能不稳定的风险更高，因此，应在重症/类似重症监护病房中进行临床和血流动力学监测，且在卒中单元住院治疗可显著改善患者的临床预后。此外，在卒中单元治疗的患者死亡率明显低于在普通病房中治疗的患者［风险比（RR），0.73；95%CI，0.54～0.97；$P=0.02$][44]。

内科治疗

血压控制

约 90％的 ICH 患者急性期出现血压（BP）升高[45]。一项大型观察性研究显示，75％ICH 患者在出现症状时收缩压＞140 mmHg，20％患者收缩压＞180 mmHg[46]。高血压可能是继发于病前已存在的、控制不良的高血压，还可能是 ICH 引起的自主神经功能改变，以及颅内高压、疼痛和神经内分泌应激反应等因素所致。

正如这些研究所示，血压升高与血肿扩大、神经功能恶化及患者的预后不良密切相关[47]。随机对照临床试验（ATACH 和 INTERACT）[48-49]评估了脑出血患者急性期快速降压的临床治疗效果，结果显示在没有发生不良事件的情况下，将血压降到 140 mmHg 以下可明显降低血肿扩大的危险性。然而，相同的临床试验也显示，两个治疗组的 3 个月预后无明显差异。

INTERACT-2 是一项随机、对照、开放性研究，对主要终点进行盲评，包括 2839 例 ICH 患者，其血压值升高（收缩压在 150～220 mmHg 之间），在症状出现后 6 h 内接受治疗。该研究表明，强效降压使收缩压在 1 h 内降至＜140 mmHg、≥130 mmHg 时，可以明显改善患者 90 天的功能预后，改良 Rankin 评分明显降低[50]。因此，在急性脑出血患者中，应给予强效降压治疗，使其收缩压＜140 mmHg[51]。

急性期止血治疗

为减少血肿扩大和由此引起的神经功能损害加重，一些止血药物被尝试性应用。重组活化因子Ⅶ（FⅦa）可促进出血部位的止血，并限制血肿扩大；对急性脑出血患者在症状出现 3 h 内进行了临床疗效试验，取得了良好的效果[52]。

虽然第三阶段的研究（FAST 试验）显示不同剂量 FⅧa 治疗组的血肿扩大风险明显降低，但对于患者预后并无明显影响。治疗组（FⅧa 20 μg/kg 和 80 μg/kg）3 个月的死亡率和残疾率分别为 26% 和 29%，均高于安慰剂组的 24%[53]。FⅧa 高剂量组的动脉血栓形成率也要高于安慰剂组和最低 FⅧ 剂量组。

在稳定血肿扩大的情况下没有明显的疗效，说明在止血治疗后需要进行进一步的治疗，包括外科手术。FAST 研究亚组分析提示 70 岁以下患者如血肿体积＜60 ml、脑室内出血量＜5 ml、出现症状 2.5 h 内即开始治疗则可能临床获益[53]。

目前正在对原发性脑出血超急性期患者进行氨甲环酸治疗研究。TICH 2 研究是一项多中心、随机、对照、双盲试验，在症状出现 8 h 内静脉给予氨甲环酸（10 min 内给负荷量 1 g＋8 h 内给 1 g），并与安慰剂组进行比较，治疗效果的评价是发病 3 个月的死亡率和生活自理能力。

抗凝治疗后继发性脑出血的促凝血治疗

与口服抗凝药物治疗相关的 ICH 占出血总数的 12%～20%[54]，这与此类药物在老年人群中使用率不断增加有关，此类人群具有较高的发生 ICH 的危险。大多数口服抗凝药物治疗的患者为服用维生素 K 拮抗剂，如华法林，但目前使用达比加群、利伐沙班和阿哌沙班等新型口服抗凝药物的患者比例逐渐上升，且与华法林相比，这些药物导致脑出血的危险较低。

在抗凝治疗过程中发生的脑出血，应迅速应用止血药物：硫酸鱼精蛋白用于普通肝素抗凝治疗并发的脑出血；如患者正在口服维生素 K 拮抗剂进行抗凝治疗，则要应用维生素 K、新鲜冷冻血浆（FFP）和浓缩凝血酶原复合物（PCC）。

凝血功能最好在症状出现后 2 h 内纠正[5,47]。维生素 K 在给药后 2 h 开始发挥作用，24 h 后达到高峰[55]。因此，尽管这是纠正治疗的一部分，但不足以迅速纠正国际标准化比值（INR）。

PCC 在给药后几分钟内 INR 即可达到正常水平，但此类药物也可增加发生血栓性疾病的危险性（较低）[56]。随机对照研究表明，IV 因子 PCC 对 INR 的快速纠正效果不逊于 FFP：PCC 在 30 min 内可使 INR < 1.3 的有效率为 62.2%，FFP 则为 9.6%，血栓性疾病的发生率与 FFP 相似（7.8% vs. 6.4%），而体液潴留的发生率则明显大于 FFP（12.8% vs. 4.9%）[57]。

INR 在与维生素 K 拮抗剂治疗相关的 ICH 中应达到的最佳数值尚不清楚，多个研究认为以控制在 1.3～1.5 之间为宜[47]。重组因子 VII 也可以快速纠正 INR，但不能纠正所有的维生素 K 依赖因子，因此不推荐临床应用。

关于新型口服抗凝药，目前尚无具有拮抗此类药物作用的药物，但正在研究其特定的拮抗药物，这些药物的半衰期很短，从 5～15 h 不等。有研究建议使用 PCC 作为活性因子 X、利伐沙班和阿哌沙班的拮抗剂[58]。

外科治疗

自发性脑出血有两种情况需神经外科医生参与：

（1）预防和治疗出血所致颅内高压引发的继发性脑损害。

（2）确定出血可能的血管部位，并对其进行治疗以防止继续出血。

CT 扫描显示高血压性脑出血的部位异常（老年高血压患者的出血多位于丘脑和基底节）需要神经外科共同进行评估。

脑血肿的外科治疗不能忽视其他潜在疾病的诊断，因此，最重要的是明确出血原因。

以下是需要神经外科医生治疗的常见血管疾病：

- 动脉瘤
- 动静脉畸形
- 海绵状血管瘤
- 硬脑膜动静脉瘘

此外，出血还可能是由原发肿瘤（胶质瘤）和转移性肿瘤（最常见是由肾或前列腺转移而来）所致。

最后，一些出血不是由于大血管病变所致，其病因为微小血管病变，通常由神经内科医生治疗（高血压性脑血管病，淀粉样血管病引起的脑叶出血）。当出血可能导致颅内高压时，可请神经外科医生参与治疗。

蛛网膜下腔出血最常见的原因为动脉瘤，而脑实质出血常常提示为动静脉畸形、海绵状血管瘤或硬脑膜动静脉瘘所致。但许多病例并非如此，如可能有瘤体位于脑实质内的动脉瘤，因此出血部位是在脑实质。

急诊室 CT 血管造影的应用极大促进了出血病因的诊断，同时进行 CT 扫描和 CT 血管造影，可快速识别或排除出血源，加快了诊治进程。

自发性脑实质内血肿

典型的自发性脑实质内血肿不是由大血管病变所致，仍然是目前研究的热点问题。

在多数情况下，高血压所致的脑实质血肿在出现临床表现后数小时内会进一步加大，其出血量的增加与血压之间具有明显的相关性。因此，在可能存在颅内高压的情况下保持足够高的血压以维持足够的脑灌注，与避免血压过高而促使血肿增大之间存在微妙的平衡。

需要神经外科医生手术治疗的常规标准是：

- 意识障碍严重
- 脑组织中线偏移超过 5 mm
- 一侧基底池消失

对于自发性脑实质出血，这些常规标准有一定的局限性，因为大量的文献证明，当一位自发脑深部血肿患者的临床症状加重时，患者并不能从外科治疗中获益。众所周知，通过手术到达基底核的深层区域可对正常脑组织产生很大的损害，这种损害效应可能超过清除血肿所产生的全部治疗效果。此外，患者常常是老年人，并有多种其他基础疾病也是应考虑的因素。

2005 年一项多中心研究（STICH Ⅰ）结果表明，距大脑皮质表面 1 cm 以上的血肿，手术和内科保守治疗的疗效完全相同。2013 年结束的二期试验（STICH Ⅱ）[59]结果表明，脑叶出血的血肿手术清除术有一定疗效，但脑深部血肿仍无明显获益。

STICH 试验应用的是传统外科开颅手术技术。一些文献提出了应用微创内镜技术清除血肿或使用引流管和溶栓药物冲洗法溶解血凝块的重要性。

一项多中心试验（MISTIE Ⅲ）[60-61]目前正在进行中：尽管目前尚无定论，但数据的初步分析结果似乎比较乐观。

因此，如果患者的临床症状恶化，或者 CT 扫描显示脑中线结构移位，就有必要请神经外科医生对于是否手术治疗进行评估。然而，目前的判定标准并不规范，且临床症状恶化仍然是目前是否需要手术治疗的决定性因素。

但如果 CT 扫描显示患者为上述血管疾病之一，则与之完全不同，需要单独进行特殊的针对性治疗。

脑动脉瘤

应该牢记，动脉瘤也可以出现脑实质出血和少量蛛网膜下腔出血。关于治疗方法，详见下一章节。

动静脉畸形（AVM）

如果影像学诊断发现为动静脉畸形，其发生出血可能有多种不同的原因。AVM 是一种极具有异质性的疾病

（AVM 直径可以从几毫米到 10 cm 以上不等；可以是部位表浅，也可以在深部脑组织；可以有锐利的边缘，也可以是弥散性的），这也是神经外科最复杂的疾病之一。

AVM 必须由有经验且能够处理这种疾病的神经外科和神经放射治疗小组进行治疗。因为这需要多学科的相互协作，且 AVM 治疗应该集中在大型医院中进行。

在血管内治疗 AVM 盛行了几年以后，目前手术治疗仍是首选，血管内治疗仅适用于特定病例。

通常，临床上 AVM 引起的脑出血没有动脉瘤破裂所致的症状严重，且 AVM 发生再出血的危险也低于动脉瘤。基于以上两个原因，AVM 出血的治疗通常不是急症，除非出血后的病情危及生命，这类患者预后较差。

由于 AVM 的治疗技术很复杂，如果患者的临床状态允许，选择在发病后的一段时间进行手术治疗效果更好。当急性期过后脑组织水肿及脑组织的紧张度减轻时，手术治疗这种畸形在技术上更容易处理。多数患者的临床状态允许被转运到能够为其提供最好治疗的医疗中心。

诊断必须准确，而且要进行选择性血管造影，以便发现可能出血的部位。当畸形的大小可能达到脑室时，破裂出血可能是由于同一脑室畸形的传入小血管上动脉瘤所致。

超选择性血管造影术只能在高度专业化的医疗中心进行，因需要检测出血点。在急性期，需要对于血管的出血部位（如果能够通过选择性血管造影检测到出血点）和血管畸形进行治疗。

目前，不再认为 AVM 适合于血管内治疗以达到关闭整个畸形血管的目的，由于 AVM 的血管内治疗存在着大量的并发症，因此已不再作为首选治疗。

目前，血管内治疗仅限于：

（1）封闭可能的破裂部位（滋养血管上的动脉瘤）

（2）为外科治疗做准备工作

第二种情况，手术治疗是由神经外科医生选择性夹闭一些 AVM 供血血管的入口部位，通常是距离手术通道最远的深部位置，以便在手术期间更好地控制出血。

为确保患者的安全及治疗成功，神经外科医生和神经放射科医生在选择血管内治疗和外科手术治疗策略时，必须相互沟通和密切合作，在开始任何治疗前必须确定手术方案并做好协调工作。

动静脉畸形的外科治疗指征主要与其大小和部位有关，后者与 AVM 影响的脑功能区相关。

Spetzler 和 Martin 量表（基于三个参数：大小、累及脑功能区和静脉引流特征）可以对手术风险进行预测。还有一些更详细和更精确的量表，但 Spetzler 和 Martin 以其简单性、实用性已在全世界范围内广泛应用于临床[59]。

评分为 4～5 级的动静脉畸形（巨大动静脉畸形和脑重要部位的血管畸形）在手术过程中具有极高的风险，因此，除非患者的病情危及生命，否则不考虑任何手术解决方案。对于此类畸形的治疗方法还不完全明确。

众所周知，通过部分血管内治疗减少了此类畸形的体积，并不代表这是一种临床可行的治疗方法；相反，它增加了这种畸形的出血风险。

近年来，人们一直研究通过多年进行多次放射外科手术治疗此类大型畸形的可能性，将这种巨大畸形分成不同的靶区。初步的研究结果似乎令人鼓舞。

2013 年，一项多中心随机试验（ARUBA）[63]对"未破裂"动静脉畸形的治疗进行研究，以预防性治疗出血发生。这项研究一直以来都颇多争论，其原因主要是它将可能的治疗方法（手术、血管内治疗和放射治疗）均归类在"干预"这个单一分类中，将治疗时间超过 2 年的不完全或部分血管内治疗或伽马刀治疗与外科治疗组合在一起。尽管这项研究发表在著名的杂志《柳叶刀》（Lancet）上，但其结果却极具争议[64-67]。

AVM 的手术治疗必须在专业的医疗中心进行。外科治疗动静脉畸形的技术难点主要是与来自白质的小血管止血有关，这些血管是这种畸形的滋养血管。

这种畸形通常由一些容易识别的大血管供应和大静脉引流，但在这种畸形周围存在大量的小血管，它们扩张和吸收大量来自脑白质的血流。

这些血管内大量血流与其非常薄的血管壁之间形成的不平衡，使得对这些血管的封堵和止血非常困难。外科治疗动静脉畸形过程中需要分离这些血管进入深部白质以便能够控制出血，而这也是造成神经组织损伤的一个重要组成部分。

新的外科手术器械的发展，例如非缝合双极电凝或激光，能够更有效地控制这些血管出血，并可显著降低手术后并发症的发生。手术方案包括：首先识别、隔离和阻断传入动脉，然后从发自白质的所有传入血管中分离出 AVM 血管巢，最后封闭、阻断静脉并清除畸形。

手术的主要危险是 AVM 残留可能会引起手术后很快发生再次出血。因此，在手术结束时必须进行血管造影，以排除任何残留畸形，发现的所有残留畸形均必须清除。

这些外科手术的时间都很长，通常需要数小时，因此要非常有耐心。

如果有动静脉畸形出血，则不考虑血管内治疗，除非出血的来源很明确（传入血管上的动脉瘤或静脉扩张）。

动静脉畸形破裂的治疗效果主要与患者手术前的神经功能状态有关，后者是由出血所致。

由于畸形的特殊性质，在病变周围往往会有重组的脑功能区，出血和（或）手术引起的多数神经功能缺损经过一段时间后能够恢复，因此需在手术 6 个月后对治疗效果进行评估。

神经功能恢复与 AVM 患者的神经功能状态（GCS）、Spetzler 和 Martin 值密切相关。总体来说，只有 63％因动静脉畸形出血的患者 6 个月后的临床预后良好，约 10% 患者死亡。相反，畸形患者的 Spetzler 和 Martin 量表评分为 1 和 2 级时，外科手术治疗预后良好者占 96.5%。

因此，AVM 出血具有较高的发病率和死亡率，大量证据表明，应对"未破裂"的 AVM 进行预防性治疗。

动静脉畸形（AVM）合并脑出血的血管内治疗

AVM 破裂引起的出血通常是脑内血肿或脑室内出血或两者均有。很少有蛛网膜下腔出血，蛛网膜下腔出血通常是由相关动脉瘤破裂所致。

与动脉瘤破裂的治疗不同，AVM 破裂的治疗通常不是急症，因为普遍认为第二次再发出血的可能性很小（第一年为 7%～10%）。

然而，当破裂点被确定时，我们认为也有例外情况（通常以 AVM 相关的一个小分支血管的假性动脉瘤为代表），尤其是脑室内出血的患者。因此我们认为，有必要对所有的病例进行早期血管造影分析，特别是当患者的临床病情严重时（临床症状不明显的小出血更多是因为引流静脉瞬间破裂，压力低于传入动脉）。

如果检查发现有假性动脉瘤，则可以通过血管内治疗排除病变。

操作方法：同轴系统的准备工作与治疗动脉瘤相同，也几乎与所有的神经介入治疗方法都相同。但微导管非常薄且柔软，因此，可以通过血流输送到与 AVM 相关的分支血管中。

如果有必要，可以使用同轴微导管，因其也非常薄而软（约 1/6 mm）。操作者仅向假性动脉瘤（最多几毫米）中注入凝胶，它与血液接触后立即聚合，变成固体。

该黏合剂为氰基丙烯酸酯（氰基丙烯酸正丁酯），与家庭中常使用的速溶胶（万能胶或强力胶）相似。如果手术成功消除了假性动脉瘤，我们认为 AVM 未破裂。因此，如果选择或需要立体定向放射外科治疗（射波刀和伽玛刀），也可以在疾病静息期进行。

海绵状血管瘤

海绵状血管瘤通常被认为是一种先天性疾病，但有部分研究表明它可后天获得。有一些具有家族倾向的患者，已发现此类患者携带有特定基因；另一种是没有携带特征性染色体的散发型患者。此外，有家族倾向的患者主要表现为多发性海绵状血管瘤。

海绵状血管瘤也被称为隐匿性畸形，因为在血管造影或 CT 扫描中，当其没有钙化点时可不显影。因此，当出血部位不典型且患者年轻时，一定要除外海绵状血管瘤的可能性。MRI 是首选的诊断方法，其 T2 序列可检测到含铁血黄素的特征性晕环。

因为这些海绵状血管瘤都是低压力畸形，其潜在的出血危险性比动脉瘤或 AVM 小。海绵状血管瘤出血很少致命，也很少留下严重的永久性神经系统损害，因为这种低压力畸形出血不会损坏白质中的神经纤维，而是会使神经纤维被分离开，一旦这种血肿被重新吸收，大部分临床症状也将会缓解。

海绵状血管瘤可能发生在中枢神经系统的任何部位，当血管瘤（和出血）位于重要的脑功能区时，其临床表现和持续性神经功能缺损的危险会更高。典型病例是脑干海绵状血管瘤。此类血管瘤出血的发生率较高，其出血急性期也有非常严重的神经系统症状，尽管许多情况下经过一段时间后，其预后可能不像人们所预期的那样严重，这主要是因为这些症状不是破坏性所致，而是出血分离作用的结果。

通常认为如果血管瘤出血，其再出血的概率将从"未破裂"海绵状瘤的每年 0.5％ 增加到每年 6％。脑干部位海绵状血管瘤的出血发生率似乎高于其他部位。

本病的治疗一般不是急症，因为这种血肿几乎没有生命危险。手术的主要目的是防止再出血。干预治疗最好等待神经症状稳定，出血所致的水肿缩小，并在约 1 周或 10 天后进行。

海绵状血管瘤切除术的一般标准是：

（1）破裂出血。

（2）允许手术治疗。

评估位于深部（如基底核或脑干）的海绵状血管瘤是否可以手术治疗取决于外科医生的临床经验[68]。这类手术极其复杂，必须在高度专业化的医疗中心进行。因此，同一病例在这家医院认为不可以进行手术治疗，而在另一家医院认为可行手术治疗的情况很常见。

可以进行手术治疗的病例，即使是深部血管瘤，仍需要丰富的临床经验和准确的术中神经电生理学监测。这类手术并不是在所有的神经外科中心都能进行。建议在经验丰富的医疗中心进行手术，以避免产生更严重的不良后果。

尽量避免在出血后等待太长的时间（几个月），因为当血肿新鲜时，仍存在裂隙面，此时瘢痕组织尚未形成，更容易将海绵状瘤从其周围的脑实质中切除。在脑干位置手术时不破坏周围组织至关重要。

相反，对于位于非关键部位的幕上海绵状血管瘤，切除周围组织的边缘应与 MRI 上可见的含铁血黄素环相对应，这有助于降低术后癫痫的风险。

硬脑膜动静脉瘘（DAVF）

硬脑膜瘘是一种后天获得性疾病，可能是由于局灶性炎症发展而来，它可以在脑膜动脉和软脑膜静脉之间产生分流。这个过程与硬脑膜静脉窦有关。

如动脉和静脉之间存在直接分流会导致静脉高压，根据静脉引流的结构特点，这种高压或多或少会产生严重的出血危险。

临床可表现为认知水平降低乃至认知障碍，与颅内压增高有关。症状通常会随着时间的推移而演变。不同的评分标准可以量化这种病理性出血的危险性。

Cognard 量表[69]最为简单，根据静脉引流情况分为 4 级，分别是：

(1) 具有生理性血流的硬脑膜窦。

(2) 硬脑膜窦内有不完全性血栓，并有血液逆流到软脑膜静脉。

(3) 硬脑膜窦内没有静脉引流。

(4) 硬脑膜静脉扩张。

出血的危险随着评分的增加而增加，4 级时每年出血可高达 40%。静脉充盈或静脉扩张是导致出血的原因。

延长的硬脑膜瘘可能会引起静脉充血而导致颅内高压，即使不发生出血，也会导致逐渐加重的认知功能障碍。

随着对硬脑膜瘘结构认识的不断增加，人们认识到治疗硬脑膜瘘只需要封闭静脉分流。单纯结扎供应动脉的患者复发率很高。多年来，这个问题都是通过外科手术进行治疗（手术技术很简单），但是自从 Onix 的引入，已多采用血管内治疗。

Onix 必须超越瘘管的部位，到达并关闭瘘管的静脉侧。治疗 1 型和 2 型瘘管时，当它们影响到需要保存的静脉窦时，治疗仍有困难。利用 Onix 和球囊的血管内治疗技术可以控制病情的进展。

简单中断静脉引流的外科手术治疗仅限于血管内通路不允许安全到达瘘管点的情况，或不能完全进行血管内治疗，以及无法随后继续进行血管内治疗的情况[70]。

硬脑膜动静脉瘘（DAVF）合并脑出血的血管内治疗

当瘘管引流静脉是脑静脉时（与硬脑膜窦不同），由于内部的动脉流量过大而破裂，可以导致颅内出血。

需注意硬脑膜动静脉瘘是一种位于硬脑膜表面的病理性动静脉通道，几乎总是位于硬脑膜窦壁。动脉血流直接进入窦道，根据严重程度，可能导致单纯的听力障碍，或因整个颅内静脉系统进行性功能障碍而导致智力水平下降甚至木僵和昏迷。

如果动脉血流在其与窦的交叉处进入脑静脉（或小脑），但不能继续进入窦，则在脑静脉中产生逆流。这些静脉可以逐渐扩张，直至可能破裂。

在所有经 CT 血管成像和（或）血管造影确诊的颅内出血病例中，可通过血管内手术治疗病变。通过阻断静脉的第一段（静脉的"足"）来治愈具有脑静脉分流的硬脑膜动静脉瘘是可能的。

操作过程包括在进入瘘管（通常是颈外动脉的脑膜分支）的动脉插入微导管，微导管与前面描述的类似，上行至距离瘘管几毫米处。

然后注入一种液体物质。它与胶相似，但没有黏合特性，是一种溶剂为二甲基亚砜（DMSO）的溶液，当它与血液接触后立即快速蒸发，然后溶质沉淀并凝固，堵塞其释放入的血管。

该方法的成功率很高，超过 90%。可能发生的并发症主要与静脉部分的血栓形成有关，甚至在距瘘管一定距离处也可能出现。

1.1.6 并发症

癫痫发作

4.2%～20% 的 ICH 患者可出现癫痫发作，在 ICH 发病 30 天内 8.1% 的患者有癫痫发作的危险。脑叶部位的 ICH 最易并发癫痫发作[71]。

癫痫发作应立即治疗，因为它可能使患者预后更差，但没有确切的证据支持在 ICH 患者中预防性地使用抗癫痫药物。有研究表明，在癫痫发作后 1 个月，脑电图检查正常，可以暂停抗癫痫治疗。

发热

发热是在最初 72 h 存活的 ICH 患者的独立阴性预后因素[72]，但没有证据表明药物治疗可改善预后[73]。

由于有感染的危险，应在 7 天内拔除脑室外引流管。

高血糖的治疗

入院时血糖升高可能是由于已确诊或未确诊的糖尿病或与应激相关的高血糖，与死亡率增加显著相关。对 992 名 ICH 患者进行的一项研究表明，无糖尿病患者入院时血糖浓度升高（＞9.2 mmol/L）的死亡率比正常血糖水平（＜5.7 mmol/L）者的死亡率高 4 倍[74]，但理想血糖值目前尚不清楚。

深静脉血栓形成（DVT）

ICH 患者发生血栓栓塞性疾病的危险较高，尤其是在女性患者和黑人患者危险更高[23]。CLOTS 3 研究证明应用间歇性气压治疗能够有效减少近端 DVT[75]。

出血性脑卒中颅内压（ICP）的监测指标

通过脑实质内导管或脑室分流术监测的颅内压指标与患者的临床状况（GCS＜8）、出血的占位效应和脑 CT 显示的脑水肿明显相关[76]。

由于目前没有关于这些患者颅内压监测和治疗的随机研究，侵入性监测的指标、颅内压阈值（<20 mmHg）以及脑灌注压（50～70 mmHg）均来源于对创伤性脑损伤患者的研究。

有病例研究显示 ICP 升高可能对预后有影响[77-79]。导管或脑室分流术可用于急性梗阻性脑积水和脑室出血（IVH）以便排出脑室系统中的血液。另外，可通过这种方式直接将纤溶药物注入血肿部位[80]。急性脑积水和脑室出血的预后均较差[81-82]。

1.2　蛛网膜下腔出血

蛛网膜下腔出血（SAH）是在没有创伤的情况下，血液自发地进入蛛网膜下腔，约占所有脑卒中的 5%。该病主要发生在青年人，死亡率和致残率较高[83]，因此其对于社会影响和所致的劳动力丧失与脑出血和缺血性脑卒中相当[84]。

因此，SAH 虽然在脑卒中总数中只占很小的比例，但它是一种重大疾病，是一种临床急症，也是急诊部门诊断和治疗的难题。

1.2.1　流行病学

SAH 的发病率约为每年 10/10 万，其范围值为每年（2～27）/10 万，并与所在地域有关。在日本和芬兰较常见（发病率分别为每年 22.7/10 万和 19.7/10 万）；而在中国（每年 2/10 万）和中南美洲（每年 4.2/10 万）较少见。在美国和意大利，发病率分别为每年 9.7/10 万和10.8/10 万[85-86]。黑人和西班牙人的这一比例高于美国白人[86]。

近几十年来，SAH 总发病率下降了 0.6%，低于一般脑卒中的发病率[85]。

SAH 患者的平均年龄低于其他类型脑卒中患者，虽然发病率随年龄增加而增加，但约 50％的 SAH 患者发病年龄在 55 岁以下[87]。近几十年来，患者的平均年龄从 52 岁增加到了 62 岁[88]。

就性别而言，女性的发病率略高于男性（1.24 倍），而 55 岁后明显增加[85,88]。

1.2.2 病因学

在 85％的病例中，SAH 继发于自发性脑动脉瘤破裂；10％的病例为特发性 SAH，常位于中脑周围区域；5％的病例是由于罕见原因所致，如动脉夹层、动静脉畸形、硬脑膜动静脉瘘、真菌性动脉瘤、梭形动脉瘤、脑淀粉样血管病、可逆性血管收缩综合征和脊髓血管病变等。

1.2.3 危险因素

目前可改变的危险因素主要包括主动吸烟和被动吸烟[89]、高血压和大量饮酒，这些因素可导致发生动脉瘤性 SAH（aneurysmal SAH，aSAH）的危险加倍[90]。另一个危险因素是滥用拟交感神经药物（可卡因）。

aSAH 不可改变的危险因素主要包括家族史、SAH 患者的一级亲属、遗传性疾病如常染色体显性遗传性多囊肾病、Ehlers-Danlos 综合征、α_1 抗胰蛋白酶缺乏症和女性人群。

女性 aSHA 的发病风险随月经初潮、妊娠和绝经年龄而变化。早期月经初潮、绝经期女性和初产妇比其他女性患 aSHA 的危险性更高。尚无证据表明怀孕、分娩和产后患病的危险性增加[91-92]。

有 SAH 家族史的患者往往比散发性 SAH 的患者年轻，并且多为较大动脉瘤和多发动脉瘤[93-94]。

SAH 的风险随着后循环未破裂大动脉瘤的出现而增加，特别是在有症状以及既往 SAH 伴有或不伴未治疗的残余动脉瘤时，ISAT 研究的长期随访证明了这一点[95]。

对未破裂颅内动脉瘤 （ISUIA） 的国际研究提供了关于动脉瘤破裂危险与动脉瘤的位置和大小有关的信息。前交通动脉和基底动脉尖部动脉瘤比大脑中动脉动脉瘤危险性高。

对于直径小于 7 mm 的动脉瘤，破裂的危险较小 （大约每年 0.1%），并且随着瘤体大小的增加而危险逐渐加大。在这项研究中，75% 未破裂动脉瘤的直径小于 1 cm。较大动脉瘤 （纵向 ＞8 mm） 且 MRI 提示随时间延长而不断增大，其破裂的危险也更大[96]。

此外，动脉瘤的形态特征如瓶颈型、动脉瘤的大小与传入血管的关系等均与破裂的危险有关[97-99]，但目前尚不清楚如何指导此类患者减少 SAH 的危险。

最近，通过对 6 个队列研究分析建立了一个模型，该模型做出了一份颅内动脉瘤破裂的危险地图[100]。动脉瘤破裂的预测因素包括年龄、高血压、SAH 病史、动脉瘤大小、动脉瘤部位和所在位置。它们形成的 PHASES 值与 5 年内动脉瘤破裂危险相关[100]。根据这一结果，动脉瘤 5 年破裂危险从 70 岁以下无血管性危险因素和伴颈内动脉小动脉瘤 （＜7 mm） 患者的 0.25%，到 70 岁以上高血压患者、SAH 病史和后循环巨大动脉瘤 （＜20 mm） 患者的 15% 以上。在芬兰和日本人群中，危险性分别增加了 6.3 倍和 8.2 倍。

一些研究已经证明了饮食与 SAH 之间的联系，特别是多进食蔬菜可减少 aSAH 的危险[101]。

导致动脉瘤破裂的危险因素尚不十分清楚，但一般认为跨壁压力突然增加可能具有一定作用。一些研究发现，20% 的患者可由体育锻炼、性活动和应激状态等因素诱发出血，其余 80% 的病例未发现明显诱因[89,102-103]。

1.2.4　预后

预后严重不良。虽然近几十年来由于 SAH 住院患者管理水平的改善，其死亡率下降了 17%[88,104]，但目前死亡率仍然很高，在一些研究中 30 天时可达 45%[105]。

人群研究的 meta 分析表明，中位死亡率在不同地域有很大差异，日本（27%）明显低于欧洲（44%）、美国（32%）、亚洲（不包括日本；38%）、澳大利亚和新西兰[88]。

在人群研究中，12%～15%的 SAH 患者在到达医院前（在家里或在运输途中）死亡，25%的患者在发病后的 2 周内死亡[88,106]。

超过 1/3 的幸存者遗留有残疾，通常会出现某些认知障碍，如记忆受损、执行功能障碍和注意力障碍而影响日常生活[83]。认知障碍往往在第一年即可获得改善；然而，在约 20%的患者中，这些障碍可持续存在[107]而导致生活质量下降。

19%的患者在出血发生后 3～12 个月仍有残障[88]。

临床病情的恶化是由于出血的初始严重程度和（或）并发症如再出血和迟发缺血所致。

再出血也可能发生得很早。在 15%的病例中，早期临床病情恶化仅仅是由于第一次 CT 扫描前或患者入院前再次出血造成的，这是导致此类患者院前死亡的原因。

在 SAH 后第一个 24 h 再出血的危险性更高，在第一个 6 h 达到高峰[108]；在第一天之后，未治疗的 aSAH 再出血危险性在随后 4 周内仍然很高，在 1 个月时达到 30%，并逐渐从每天 1%～2%下降到每年 3%左右[109]。再出血后预后较差，死亡率约为 60%，致残率约为 30%[110]。

迟发性脑缺血约占 1/3，主要发生在 aSAH 后第 1 周和第 2 周（峰值 4～12 天）。约 25％的患者死亡，10％患者致残。

预后不良因素包括高龄、入院时的临床严重程度以及 CT 扫描可见的出血范围。

其他预后不良因素有：后循环动脉瘤破裂、大直径动脉瘤和最近发现的载脂蛋白 E 等位基因 ε4[111-112]。临床严重程度，尤其是意识水平，是最重要的预后因素。

中脑周围非动脉瘤性出血

这种 SAH 局限于中脑周围池，通常位于中脑和脑桥的前部，但有时可能仅局限于四叠体池[113-114]。这种情况可由 SAH 的特征性分布和正常血管造影确定，必须做检查以排除动脉瘤。

中脑周围 SAH 预后良好，短期和长期无再出血危险，唯一可能发生的并发症为脑积水[113]。

中脑周围 SAH 也表现为严重头痛，但发作的症状比 aSAH 更为缓慢（高峰为几分钟而不是几秒钟）。患者的临床病情较轻，有时会出现轻微的定向障碍，但意识没有明显变化[115-116]。

出血的原因尚不清楚，但目前多假定为起源于静脉。患者的症状较轻，头痛发作时间较短，出血少，也无动脉瘤[113]。

1.2.5 临床表现

自发性 SAH 通常表现为异常严重的头痛，通常头痛广泛且突然发作。所谓的霹雳性头痛通常因为疼痛的强度和速度特点，而被描述为"爆炸样"，在 75％的患者峰值时间从不到 1 s 到几秒不等[116]。然而，怀疑为 SAH 不仅是因为疼痛的强度，还因为它的发病方式。头痛可能与意识状态的改变、局灶性神经功能缺损和呕吐有关，但在所有病例中，1/3 患者头痛是唯一的表现。在高达 77% 的病例中，头痛伴有畏光、恶心和呕吐[117]。这些并不是 SAH 的特征性症状，因为它们存在于大约一半的与 SAH 无关的霹雳性头痛患者中[116]。

SAH 常出现意识障碍。在一项回顾性研究中，109 例患者中有 53% 可观察到这种表现[118]，而在一项前瞻性研究中，346 例患者中约有 2/3 到达医院时有意识障碍；其中约一半患者处于昏迷状态[119]。这些患者可以恢复到正常的意识状态，也可以继续维持这种意识障碍。

在极少数情况下，SAH 患者可以出现急性意识模糊状态（1%～2% 的病例）[120]。

10% 的病例可检测到局灶性神经功能缺损，这是由于脑实质中出血的扩展或继发于动脉瘤破裂后即刻引发的急性血管收缩所致的局部脑缺血。

神经功能缺损与出血部位有关。第三对脑神经完全或部分受损具有定位诊断价值，因为这是典型的位于颈内动脉水平、后交通动脉起点处的动脉瘤破裂的征象。第六对脑神经功能受损没有定位诊断价值。

颈项强直是常见征象，是由于蛛网膜下腔内血液引起的炎症反应所致。它并不是在出血后立即出现，而是需要 3～12 h 才能出现，在深度昏迷和轻微 SAH 患者中不出现[121]。因此，没有颈项强直并不能排除 SAH。

7% 的 SAH 患者出现癫痫发作[116,122-123]，这强烈提示 SAH 是由动脉瘤破裂引起，因为这些症状在中脑周围 SAH 患者或无出血的霹雳性头痛患者中并不出现[116]。

应该注意的是，虽然已经描述了典型的症状，但 SAH 患者可能出现孤立的头痛，而神经系统检查正常。头痛的表现和严重程度可能不同，这会导致诊断困难[124]。

部分研究表明，10%～43% 的 SAH 患者在大出血前 2～8 周出现了所谓的"前哨性"头痛[125-126]。这种头痛通常比大血管破裂时轻微，并可能持续数天；患者可能伴有恶心、呕吐，但脑膜刺激征很少出现。在缺乏正确诊断的情况下，在后继的几天或几周内，常出现严重的大出血。

因此，临床有必要对该疾病保持高度的警惕性，在可疑时要排除该疾病的诊断，因为漏诊与患者的 1 年死亡率和致残率有关，在初次检查时因神经系统体征很少或没有而漏诊的患者，其死亡率和残疾率可升高 4 倍[124]。因此，必须对所有具有急性发作和（或）异常疼痛特征的异常头痛患者进行必要的检查。

不要忘记，SAH 只占急诊室以急性头痛就诊患者的 1%～3%[127]。

头痛持续 1～2 周，但有时会持续更长时间；尚不清楚头痛的最小持续时间[113]。

SAH 患者可出现各种类型的眼内出血：视网膜、透明质下或玻璃体。在一项系统的回顾性研究中，13% 的动脉瘤性 SAH 患者可见到玻璃体出血，而在意识受损的患者中更为多见[128]。眼内出血是由于颅内压升高，当视网膜中央静脉穿过视神经鞘时，引起静脉引流阻塞。线状或火焰状的透明质下出血可见于视盘附近，并可延伸至玻璃体，而形成 Terson 综合征。患者可能会主诉有一种棕色的污渍遮住了视野。这些患者一定要进行眼底检查。

SAH 的临床严重程度可用评分量表的方式来表示。

1.2.6   急性期管理

院前阶段的管理应包括生命体征监测、意识水平评估[格拉斯哥昏迷量表（GCS）评分]，以及通过正规量表对于神经系统的局灶性功能缺损状态进行快速简易评估，以评价临床症状的严重程度。同时要稳定患者，并且根据患者的临床情况进行气道管理。

有 3% 的病例发生心搏骤停，及时进行心肺复苏（CPR）非常重要，因为有半数的幸存者可以恢复其自主心率[129]。

1.2.7　急诊评估

SAH 典型病例的诊断是依据患者突然发作严重头痛。头痛通常被患者描述为是他们生命中最可怕的经历，高峰时间可为几秒钟，并与恶心、呕吐和局部神经功能缺损有关。大部分严重头痛为良性病因；而 10%～16% 患者是由严重的疾病所引起，包括 SAH。如患者对所经历的早期头痛诉说的模糊不清并有一定程度修饰，而且神经系统检查也正常时，则很难做出诊断。

出现突发急性头痛的患者，如年龄 >40 岁、颈部疼痛或僵硬、意识丧失、性交时起病、霹雳性头痛以及神经系统检查有颈项强直等体征，应进行脑 CT 扫描。该方案对 SAH 诊断的敏感性为 100%[130]。

1.2.8　辅助检查

怀疑 SAH 时必须首先进行脑 CT 平扫，但脑 CT 扫描有一定的局限性，主要与检查时间和出血量有关。脑 CT 扫描在症状出现的前几个小时内如在前 24 h 内，对检测蛛网膜下腔内血液的敏感度很高（95%～99%）；这种敏感度随着时间推移（在随后几天内）逐渐降低，原因是血液降解及持续循环的脑脊液对其所产生的稀释作用[131-134]。

在疑似 SAH 患者头痛发作最初 6 h 内，CT 扫描的敏感度为 98.5%（95% CI，92.1%～100%）[135]。如应用第三代 CT 扫描检查，并由经验丰富的神经放射学家或放射科医生阅片时 CT 结果的阴性预测值几乎为 100%（95% CI，99.5%～100%）[134]。最近，这一结果被一项在非学术研究中心进行的回顾性研究所证实（阴性预测值 99.9%；95% CI，99.3%～100.0%）[136]。在头痛发作后 6 h，检出的敏感度降至 90.0%（95% CI，76.3%～97.2%）[135]。

在疾病发生后的前两天，MRI 对 SAH 的检测敏感度可能与 CT 相同[38]，但在随后的几天，当 CT 扫描的高密度降低时，MRI 检查则更为敏感。液体衰减反转恢复（FLAIR）和磁敏感加权成像（SWI）序列对血红蛋白降解产物等顺磁性物质非常敏感[137]。

如 CT 扫描阴性而临床高度怀疑时，则应进行腰椎穿刺检查，因为只有 3% 的患者在出现症状后 12 h 内 CT 检查为阴性，腰椎穿刺则可见血红蛋白代谢产物，而血管造影也可证实存在破裂的动脉瘤[132]；但同时必须考虑到第三代 CT 扫描在出现症状后 6 h 内的阴性预测值问题。

腰椎穿刺应在出现症状后至少 6 h，最好是 12 h 后进行。事实上，如果脑脊液（CSF）表现为血性液体，也很难区分是由于 SAH 还是由于穿刺损伤所产生的血液。

如果观察时间正确，只有在出血时才会出现血液降解产物，特别是由于 CSF 中红细胞碎裂而产生的胆红素[113,138]。区分穿刺损伤性出血还是 SAH，进行三管试验的结果并不可靠[139]。

当怀疑 SAH 而进行 CSF 分析时，推荐使用分光光度计法对胆红素进行定量分析。

CSF 中胆红素增加支持 SAH 的诊断，并可排除穿刺损伤导致的出血。胆红素增加通常伴随着氧合血红蛋白的存在；单独氧合血红蛋白的存在几乎均为误差所致，但偶尔也会出现在 SAH 中[140]。

缺乏氧合血红蛋白和胆红素则不支持 SAH 的诊断。在证实 SAH 诊断之前，不宜直接进行血管成像检查（CT 血管造影或 MRA），因为这种方法发现直径 < 5 mm 的未破裂动脉瘤的可能性较小[113]。

最近的一项研究表明，99% 的病例脑 CT 扫描和 CT 血管造影检查可以发现动脉瘤性 SAH[141]，腰椎穿刺也仍然是正确的方法。

动脉瘤破裂导致的出血不仅局限于蛛网膜下腔，还可以延伸到脑实质、脑室系统和硬膜下腔。

脑实质血肿对脑动脉瘤破裂有定位诊断价值：前交通动脉瘤为额叶或额基底部血肿，后交通动脉瘤为颞区血肿，大脑中动脉瘤为原位血肿。颅内血肿继发于脑动脉瘤破裂的可能性在 4%～35%之间。

确定出血部位

数字减影血管造影一直被认为是确诊动脉瘤出血部位的金标准。目前 CT 血管造影也已成为标准检查，即使它可能不能检查出小动脉瘤。CT 血管造影的敏感度和特异度取决于操作方法和报告人员的经验，分别为 90%～97%和 93%～100%[142-144]。

CT 血管造影的优势在于，它可以在 CT 扫描显示存在 SAH 后快速进行。在许多患者中，决定动脉瘤行血管内治疗或外科手术的治疗类型是依据脑 CT 所见确定的。CT 血管造影大多数未能确诊的动脉瘤直径小于 4 mm[145]。

CT 血管造影和 MRA 对诊断动脉瘤的敏感性相同。MRA 可用于研究未破裂动脉瘤和筛查高危动脉瘤患者，因为它不需造影剂，也无辐射；但在不能配合的急性期患者很少使用 MRA。MRA 有两个缺点，它比 CT 血管造影所用的时间长，而且很少在急诊时应用。

SAH 患者即使在无创性检查中没有发现动脉瘤，也需要进行脑血管造影，以帮助进一步制订动脉瘤的治疗计划（栓塞或显微外科）。

如果脑血管造影结果为阴性，则应在症状出现后 1 周复查，因为可以检测到由于动脉瘤血栓形成或在破裂时动脉瘤立即破坏而在急性期未检测到的动脉瘤，以及局部或广泛的血管痉挛。有 1%～2%病例的动脉瘤是在第二次血管造影时发现的。

如第二次血管造影结果为阴性，应在 1～3 个月后再次进行检查。脑血管造影是一种侵入性检查，存在一定的风

险；SAH 患者发生一过性或持续性神经系统并发症的危险
为 1.8%，检查期间动脉瘤再出血的危险很低[146]。

应该注意，在符合后循环动脉瘤破裂的 SAH 患者，脑
血管造影必须包括两条椎动脉，因为如果只进行一条椎动
脉造影，可能不会显示位于小脑后下动脉或其他椎动脉近
端分支的动脉瘤。

10%～15%病例的出血原因尚不能查明。这样的 SAH
定义为无动脉瘤性 SAH，或者更恰当地定义为血管造影阴
性 SAH。这些病例大部分属于静脉来源的非动脉瘤性中脑
周围 SAH 的范畴。

如患者急性期血管造影为阴性，则应进行磁共振成像
检查，以排除可能因 SAH 引起的颈部疾病[147]。

1.2.9　评分量表

如前所述，入院时患者神经系统症状的严重程度、年
龄、出血量和出血性脑室扩张，是影响 SAH 预后的因素。

在这些因素中，患者入院时的神经系统症状最重要，
并且可以随时间而变化。为进行标准化评估，必须应用一
个有效且可重复的评估工具，能有效预测预后，并且在不
同操作者之间具有良好的一致性。

临床基本上使用三个评分量表进行 SAH 的病情评估：
Hunt-Hess 量表、世界神经外科医师联合会（WFNS）评
分量表和改良 Fisher 量表（见本章附录），这些量表是为了
不同的目的而编制，但它们与预后并不密切相关。

Hunt-Hess（HH）量表创建于 1968 年，根据手术风
险对患者进行分层[148]，目前仍在临床广泛使用。它考虑到
了意识水平、头痛程度、颈部僵硬度和局灶性神经功能缺
损的严重程度。然而，这些指标缺乏明确的定义，且该量
表的可重复性和有效性均较低[149-150]。

世界神经外科医师联合会量表是由 WFNS 委员会于

1988年提出，旨在确定一种有效且可重复的工具[151]，它是基于格拉斯哥昏迷量表（GCS），该量表在不同的操作者之间具有良好的一致性[152-154]，可根据是否存在局灶性神经功能缺损而将等级增加到13和14级。量表易于使用，但每个等级与预后之间的相关性尚有争议，且量表的临界值是基于共识而非正式评价。

后来又提出另一量表，它仅基于GCS：入院时动脉瘤性蛛网膜下腔出血的预后评分（PAASH）量表[155]。该量表分为五级，各级之间的临界值与WFNS量表不同。事实上，PAASH量表是通过计算两个连续等级在6个月时所对应的统计学上不同预后的点来选择临界值。该量表具有良好的内部和外部有效性[156]。

在HH、WFNS和PAASH量表中，分值越高的患者预后越差。一项旨在评估三种量表预后准确性的研究表明，WFNS和PAASH量表具有良好的预后评估价值。与WFNS量表相比，PAASH量表级别更高，与预后不良的危险呈逐步线性相关，每一次分级的增加都与预后更差有关[156]（见本章附录）。

WFNS和PAASH量表的操作者间一致性相似（加权kappa值分别为：0.60，95％CI 0.48～0.73；0.64，95％CI 0.49～0.79），而HH量表则更低（加权kappa值为：0.48，95％CI 0.36～0.59）[157]。

改良Fisher量表是基于CT扫描结果，并源于最初的Fisher量表。该量表是为了更好地预测血管造影所致血管痉挛的危险而开发的，二者的相关性呈线性，即分数越高，血管造影所致血管痉挛的危险性越高[158-159]（见本章附录）。

最近有学者提出另一个可对脑缺血危险分级的量表，即VASOGRADE量表。它结合了WFNS量表和改良Fisher量表（VASOGRADE量表绿色，改良Fisher量表1或2级，WFNS量表1或2级；VASOGRADE量表黄色，改良

Fisher 量表 3 或 4 级，WFNS 量表 1、2 或 3 级；VASOG-RADE 量表红色，WFNS 量表 4 或 5 级)[160]。

1.2.10　急性期和并发症的治疗

急症治疗包括气道管理、密切监测患者血流动力学、支持治疗、预防和治疗并发症。可能需要将患者快速转移至三级医疗中心，以确保动脉瘤患者的安全。

SAH 患者临床干预的方法有限，但已有研究表明，在具有大量患者和多学科团队的专业医疗中心进行治疗，患者的预后较好[161-162]。"大数量"是指每年至少 35 例；在治疗超过 60 例/年的临床医疗中心，该类患者的治疗效果最佳。一般而言，在治疗病例数越多的中心就诊，患者的预后越好[163-164]。

早期患者的存活受到三种主要并发症的影响：再出血、迟发性脑缺血和脑积水。此外，还有对预后有不良影响的系统性并发症。

再出血

再出血是一种严重并发症，可严重影响患者的预后[165]，可能与动脉瘤破裂部位纤维蛋白自然溶解引起的血栓消溶有关。首次出血的患者有 4%～15% 病例具有再出血的危险，并在随后 2 周内逐渐降低[166-167]。一旦动脉瘤得到有效治疗，则再出血的危险消失[168]。

因此，降低再出血危险最有效的治疗方法是尽快清除导致出血的动脉瘤。动脉瘤的治疗可以是血管内治疗或者通过外科手术夹闭动脉瘤颈部。

血管内治疗具有避免开颅手术的优点，并且可在手术后尽快恢复，但这需要进行血管造影随访，因为动脉瘤由于弹簧圈压迫有导致瘤体再次破裂的危险。

治疗方法的选择取决于动脉瘤的部位和瘤颈的形态。

动脉瘤位于大脑中动脉或局限于迂曲血管时，由于血管内治疗难以到达而多采取手术治疗，深部后循环动脉瘤则采用血管内治疗更为容易。伴有合并症的患者常采用血管内治疗。

急诊动脉瘤的血管内治疗

动脉瘤的血管内治疗在 20 世纪 90 年代初已进入了临床实践阶段，并逐渐成为大多数病例的首选治疗方法，但仍然存在一些特殊的情况。

一旦确诊出血是由动脉瘤破裂所致，并通过 CT 血管成像或血管造影术明确了出血的责任动脉瘤，则一般要尽快给予干预治疗，通常在发病后第一个 24 h 内即进行干预以防止动脉瘤进一步破裂，SAH 在发病早期动脉瘤进一步破裂的风险很高（第一周内为 30%～40%，最初几天内达到高峰）。

血管内治疗通过由股动脉置入的动脉导管完成（通常选用合适的介入治疗设备）。在极特殊情况下，当从股动脉插管失败后，可直接通过颈动脉通路进行治疗。

这种治疗过程是通过插入同轴导管来完成（一个微导管在另一个导管内部）。将称为导引器的第一根管（通常口径 2.5 mm，长 15 cm）插入股动脉中，该导管包含一个长约 90 cm 的导引导管，口径为 6 Fr（6 Fr＝2 mm），将它送入颈内动脉或椎动脉约齐第二至第三颈椎的高度。

在导引导管内有一个亚毫米口径的微导管，它将被送入动脉瘤中。脑动脉的这种导航通常借助微导丝来完成：它是一个位于微导管内非常细的金属丝，带有弯曲的尖端，可在不同的方向上旋转（随后被推送到所需的血管分支中）。

一旦到达动脉瘤，将铂金属丝（螺旋或线圈）这种具有"卷绕形状记忆功能"的金属丝推入微导管中，它能够变成与动脉瘤尺寸相同的三维球。

通常需要几个致密的线圈来完成动脉瘤囊的填塞，如动脉瘤很小则一个线圈即可完成。该治疗过程的最终目的是完全彻底地填塞动脉瘤腔（防止进一步破裂），并保持该部位动脉的完美通畅。

所有颅内动脉瘤均可接受血管内治疗，但并非全部患者都具有同样的安全性和简便性，特别是大脑中动脉分叉处动脉瘤（手术方法治疗效果最佳）、宽颈动脉瘤（需要气囊或支架等手术工具的帮助）或夹层动脉瘤（也可能需要使用支架或将动脉瘤所在动脉栓塞）。

随着时间的推移，破裂动脉瘤的血管内治疗效果已明显提高，但其基本技术始终保持不变，该项技术由意大利医生 Guido Guglielmi 在 20 世纪 90 年代初创立［第一个仍然可用的线圈，称为 Guglielmi 可分离线圈（GDC）］。该技术的成功率很高（达到 90% 以上），围术期并发症约占 7.4%，并发症主要是由动脉瘤区动脉分支闭塞或远端血管栓塞导致的脑缺血所致。另外，通过插入导管、导丝或弹簧圈对动脉瘤进行机械侵袭性治疗，可能会导致动脉瘤破裂。

随机对照的国际动脉瘤性蛛网膜下腔出血试验（ISAT）显示，在符合两种治疗方案的患者中，血管内治疗降低了 1 年的不良预后概率（死亡率和致残率的绝对危险性降低了 7%），但干预后 1 年再出血的百分比增加[169]。

ISAT 研究中首次血管造影的随访结果显示，血管内治疗组动脉瘤完全闭塞率比手术治疗组要低（66% *vs.* 82%）。亚组分析结果显示，后循环动脉瘤不良预后的绝对危险降低了 27%（95%CI，6%～48%），而前循环动脉瘤不良预后的绝对危险降低 7%（95%CI，3%～10%）。

早期血管内治疗的远期效果较好，尽管其治疗效果随着时间的延长而降低。血管内治疗组的 5 年死亡率显著低于手术治疗组（11% *vs.* 14%，RR 0.77，95%CI 0.61～0.98；$P=0.03$）；但在存活 5 年的患者中，两种治疗方法组的独立生活能力无明显差异（血管内治疗组 83%，神经外科手术组 82%)[95]。

值得关注的是，以 1 年生存率为条件，与一般人群相比，治疗破裂动脉瘤的 SAH 患者死亡率有所增加 (1.57，95%CI 1.32~1.82；$P<0.0001$)[95]。

血管内治疗的患者必须在治疗后 6 个月和 12 个月时复查，以便及时发现由于金属线圈蜷缩和动脉瘤复发导致的填塞不充分所继发的出血危险[168]。虽然这种危险性很小，但血管内治疗患者术后第一年再出血的危险仍高于手术治疗患者 (10 例 vs. 3 例，log rank $P=0.06$)[95]。

需要注意的是，11 例动脉瘤破裂出血患者，不同于最初治疗的动脉瘤；6 例动脉瘤破裂出血患者，在既往的血管造影检查中未发现存在动脉瘤，因而考虑为新发。然而，由于已排除了大量患者，研究的外部有效性相对较低。此外，参与该研究的大多数患者 WFNS 评分较低（约80%患者为 1~2 级，6%患者为 3 级），也即患者的临床状况良好，且动脉瘤较小（50%以上病例<5 mm）。

只有 7%的动脉瘤直径超过 10 mm，大脑中动脉动脉瘤的代表性较差。因此，对于较大的动脉瘤（直径大于 10 mm）和大脑中动脉动脉瘤的最佳治疗方案还需进一步商榷。

芬兰的研究观察到两种治疗方法在 1 年和 39 个月时没有统计学差异[170]。动脉瘤破裂的 Barrow 试验结果显示，与手术治疗患者相比，血管内治疗患者 1 年的预后更好，但 3 年后这种治疗效果无明显差异[171-172]。

Cochrane meta 分析结果显示，如 aSAH 患者的临床状态较好，并且该动脉瘤同时适合手术或血管内治疗，则血管内治疗的近期和远期预后较好，此时应首选血管内治疗[173]。

发生再出血的中位数时间在治疗后 3 天，1 年后很少再出血；再出血的最主要预测因素是动脉瘤的不完全栓塞[174]。长期随访结果显示，血管内治疗后所有再出血均发

生在最初出血发生后 5 年内；5 年后再发出血主要是源于与
最初治疗不同的动脉瘤，仅 1 例再出血是由最初手术治疗
的动脉瘤所致。

这些研究结果表明，随着时间的推移，再出血的危险
并非一成不变，但这一假设必须由其他研究所证实。9％的
栓塞患者接受再次血管内治疗（首次治疗超过 3 个月后），
要显著高于手术治疗组（HR 6.9，95％CI 3.4～14.1），但
这并未改变应用 mRS 量表评价预后的结果。

另外两项随机试验完成了病例招募：HydroCoil 血管
内动脉瘤栓塞和填充研究（HELPS），将水凝胶涂层线圈
与普通铂线圈进行比较，以及 Cerecyte Coil 试验，将螺旋
聚合物涂层线圈与普通铂线圈进行比较。

外科治疗

目前认为，脑动脉瘤该如何治疗应与神经介入医师密
切协商后再做出决定。

2005 年 ISTAT 研究结果发表后[168-169]，脑动脉瘤的血
管内治疗已占主导地位。事实上，这项研究发现患者血管
内治疗的总体获益略好于手术治疗。

由于血管内治疗要比外科手术治疗创伤小，目前已成
为临床首选的治疗方法。然而，这一方案并不能应用于所
有的动脉瘤。某些动脉瘤的形态可能更适合血管内治疗，
而其他动脉瘤的部位和形态可能更适合于外科手术。

一般来说，选择血管内治疗的标准是窄颈动脉瘤或位
于近端血管或后循环的动脉瘤，而宽基底或者位置更浅表
的前循环动脉瘤进行手术治疗的效果更好。

此类患者就诊于同时具有技术熟练及经验丰富的外科
医生和介入科医生两个团队的临床医学中心非常重要，这
样可以避免因缺乏其中一个团队专业人员而导致临床治疗
方案选择不当。然而，不幸的是随着血管内治疗的普及，
熟练的血管外科医生数量正在减少，并且这种失衡可能会

进一步加剧。

随着时间推移，外科手术技术不断进步，手术创口越来越小。目前，动脉瘤可以用几厘米的外科手术切口完成治疗，而不会剔除患者的全部头发。

患者确诊 SAH 后，必须立即评估是否存在脑积水，通常最先选择的外科手术是放置脑室外引流管。蛛网膜下腔内的血液往往造成脑脊液再次吸收障碍而导致脑积水。

（1）脑积水

如果脑 CT 扫描已经显示存在脑积水，则必须在进行血管造影之前将脑室外引流管放置到位。脑积水是 SAH 最常见的早期并发症，约 20％的患者发生脑积水[175]。在脑积水导致神经功能恶化的情况下，必须采用脑室外引流。脑脊液引流可使 30％以上分级较差的 aSAH 患者的神经功能得到改善[176]。

如果定位准确，文献并未证实放置脑室外引流管后再出血的发生率增加。在血管造影或可能的栓塞期间避免甚至几小时的颅内压升高也可明显改善患者的预后。

（2）血肿

约 1/3 的患者为动脉瘤破裂引起脑实质出血[113]。如 CT 扫描显示脑血肿，血肿效应导致颅内结构或中线移位，则需要进行手术清除血肿，而不是选择血管内治疗，然后在同一次手术中治疗动脉瘤。如果动脉瘤过于复杂或部位太深而无法手术治疗时，血管内治疗可能是第二种选择方案，当然这样对患者来说危险性更大。

硬膜下血肿很少与 SAH 有关（约占 2％的病例）[177]，但如危及生命，则必须手术清除治疗。脑室扩大与预后不良有关。观察性研究表明，单纯放置脑室外引流管无效，但与脑室内纤维蛋白溶解治疗相结合时可能有一定效果[178-179]。

(3) 动脉瘤的手术治疗

动脉瘤的手术治疗需要由手术经验丰富的医生来完成，因此并非所有的神经外科医生都能治疗这种疾病（将来此类医生可能会越来越少）[180]。

鉴于干预治疗后前几个小时内再出血的危险，应尽快选择合适的治疗，但不需要在深夜进行急诊手术（事实证明，在夜间进行此类手术比白天进行此类手术的并发症更多）[181]。因此，在大多数神经外科，如果动脉瘤破裂需要在后半夜进行手术治疗时，通常选择在早晨进行手术更加稳妥[182]。

许多关于早期和晚期手术治疗不同效果的文献，今天已经没有实际意义。最重要的是要尽快除外脑血液循环中存在动脉瘤的可能性，以避免动脉瘤性再出血。

目前外科手术治疗的创伤越来越小，通常对前循环的大部分动脉瘤需要在额颞叶区域进行开颅手术，通过手术显微镜逐渐暴露 Willis 环的脑动脉节段部分，以显示动脉瘤的颈部。如果动脉瘤的大小阻碍了手术视野供血动脉的清晰显示，可使用动脉夹将供血动脉暂时夹闭，以减少动脉瘤的血流量。最后，通过应用一个或多个动脉夹在动脉瘤基底部夹闭后切除动脉瘤。外科医生治疗的目标是在不使动脉瘤破裂的情况下夹闭动脉瘤，并保持动脉瘤所在动脉血管通畅，而没有夹闭血管。

因为动脉瘤的大小、血管分布、动脉瘤基底部粥样斑块的存在、动脉瘤内血栓形成、动脉瘤脆性或动脉瘤壁与脑实质粘连程度，致使外科手术治疗极为困难。

在手术暴露和分隔动脉瘤时，为保持血压稳定，需与麻醉师进行非常密切的合作。动脉瘤封闭治疗完成后，患者应进入重症监护室（ICU）接受监护治疗[183]。

SAH 后的后续治疗与动脉瘤的治疗同样重要。必须进行预防性治疗，否则血管痉挛可能在随后几天出现（从第

3 天出现，高峰期在第 7 天至第 10 天），这可能会导致脑缺血性损伤，并可能使患者致残。

目前，钙拮抗剂（尼莫地平）的预防性治疗可显著降低脑血管痉挛的发生率[184]。然而，在基底池中有大量血液积聚的年轻患者发生脑血管痉挛的危险性很高。通过应用经颅多普勒超声对此类患者颅内血管的血液流速进行常规监测，有助于早期发现血管痉挛，从而使其得到早期有效的治疗。当血管痉挛严重时，则治疗的有效性降低。

再出血的内科治疗

（1）抗纤溶疗法

动脉瘤破裂后，纤维蛋白凝块覆盖在瘤壁上，与其内部的血液和外部的蛛网膜下腔接触。纤溶调节因子在再出血中发挥着重要作用。抗纤溶治疗通过减少内源性纤溶活性和防止血块溶解，可降低再出血的危险。

氨甲环酸、ε 氨基己酸或其他等效药物是常用的抗纤溶药物。抗纤溶药物的系统治疗已成为许多研究的重点；随着再出血发作的减少，迟发性脑缺血的发生率升高，特别是在延迟 72 h 以上给药时[185-186]。评价抗纤溶治疗疗效的 Cochrane meta 分析，共收集了含 1904 例患者的 10 项研究数据，分析结果表明抗纤溶治疗可显著降低再出血的危险（RR 0.65，95％CI 0.44～0.97）；然而，它既不降低患者的死亡率（RR 1.00，95％CI 0.85～1.18），也不能改善此类患者的预后（死亡、植物生存状态和严重残疾：RR 1.0，95％CI 0.91～1.15)[187]。此类疗法对于改善患者的预后无效可能是由于显著增加了缺血性卒中的危险所致（RR 1.41，95％CI 1.4～1.91；83/1000）。在 5 项研究中，观察到该疗法对于脑积水的发生率没有影响（RR 1.11，95％ CI 0.90～1.36）。

当同时进行抗纤溶治疗与预防脑缺血的治疗时，虽然

没有增加缺血性卒中的风险（RR 1.9，95％CI 0.78～
1.51)[185]，但也不能改善患者的预后（预后不良：RR 0.85，
95％CI 0.64～1.14；死亡率 0.8，95％CI 0.52～1.35)。

早期静脉注射抗纤溶药物（氨甲环酸 1 g 静脉注射
10 min，然后每 6 h 注射 1 g)，可能在动脉瘤治疗前有最长
达 24 h 的保护效应。目前正在进行一项多中心研究以验证
这一假设[188]。

（2）血压管理

当动脉瘤未得到根治时，理论上脑血流量和颅内压的
任何变化都可以促发再次出血。与此相关的几个主要因素
是动脉瘤大小[189]、临床表现严重程度（WFNS 4～5)、早期
临床放射学影像的严重程度（改良 Fisher 3～4)，以及是
否进行脑室或腰大池分流术[190]。

高血压是另一个与出血危险相关的重要因素[191]。保持
收缩压低于 160 mmHg 似乎可以降低再出血的危险。同时，
为避免迟发性脑缺血，此血压值也是安全、合理的[192]。

因此，目前预防再出血的内科治疗的主要目的是控制
血压和预防内源性纤溶。

- 保持收缩压低于 160 mmHg（平均动脉压低于
  110 mmHg)[191]。尚没有使用何种类型降压药物更合
  理的证据。
- 评估静脉注射氨甲环酸（1 g 静脉推注，1 g 在 8 h 内持
  续静脉输注)，直至血管内治疗或手术治疗切除动脉
  瘤，最长达 24 h。禁用于 WFNS 评分 1～2 分且出血
  时无意识丧失的患者、接受深静脉血栓形成或肺栓塞
  治疗的患者、怀孕患者以及有肾或肝损害病史的患
  者[188]。在我们的临床医疗中心，SAH 是临床急症，
  因此 SAH 患者均要在发病 24 h 内尽快进行动脉瘤根
  治术治疗[193]。

迟发性脑缺血

迟发性脑缺血（delayed cerebral ischemia，DCI）的发病率为 20％～30％，是影响患者预后最重要的并发症。DCI 引起的临床恶化是指出现局灶性神经功能损害（如偏瘫、失语、偏盲或忽视），或格拉斯哥昏迷量表（GCS）评分总分或其各部分（眼睛、言语、运动）分值至少加重2 分。

这种神经系统损害必须持续至少 1 h。脑缺血不会在动脉瘤闭塞后立即出现，也不能归因于其他原因所致[194]；因此，必须排除脑水肿、脑积水、癫痫发作、发热、代谢紊乱和药物影响等因素。

DCI 可能与脑梗死有关，定义为在 SAH 后 6 周内进行脑 CT 扫描或 MRI 可发现病灶，或在患者死亡前 6 周内进行的最后一次脑 CT 扫描或 MRI 或尸检时发现病灶。动脉瘤闭塞后 24～48 h 的 CT 或 MRI 扫描不应该发现这种病变[194]。DCI 发生在 20％～30％的 SAH 患者中，是预测患者不良预后的主要独立危险因素[111,195]。患者有时并发DCI，但因其临床状态差和（或）使用了镇静剂，而无法识别其神经系统损害症状的加重。此外，虽然此类患者没有发现相关的临床表现，但在其影像学上可以发现脑梗死病灶[196]。

病因

DCI 的病因复杂多样，目前尚不完全清楚[197]，主要涉及以下因素。

（1）脑血管痉挛

脑血管痉挛是指 SAH 后出现脑动脉管腔变窄，具有典型的发病时间和发展过程。它通常在出血后约第 5 天开始，第 5～14 天到高峰[198]。与血管痉挛发生相关的主要既往疾病是高血压和吸烟[199]。

蛛网膜下腔血液凝块也是脑血管痉挛发作的主要相关因素[200-201]。可应用 Fisher 量表对脑 CT 扫描结果进行相关评估[158]。脑池和双侧侧脑室中存在积血对于引发 DCI 发作尤其重要[202]。

脑血管痉挛的病理生理学改变在早期主要与氧合血红蛋白对血管壁肌层的影响有关，可诱导血管平滑肌收缩和继发炎症级联反应而使血管腔缩窄。这一初始过程有赖于钙离子进入平滑肌中[203]。

血管内皮细胞层的损伤继续加重，持续出现由局部 NO（血管扩张剂）降低[204]和内皮素-1（血管收缩剂）合成增加[205]所导致的相关炎症状态。脑血管造影是其诊断的金标准[206]。

CT 血管造影和灌注 CT 是具有很好特异性和敏感性的替代技术[207]。后者不是评估血管腔的变窄，而是用于评估脑的灌注状态，因此应是 DCI 而不是血管痉挛的诊断工具[208]。

脑血管痉挛历来被认为是导致迟发性神经功能损害的独立危险因素。然而，最近的研究表明血管造影诊断的脑血管痉挛与 DCI 密切相关[209]。

（2）早期脑损伤

早期脑损伤（EBI）主要发生在 SAH 后 72 h 内，且与出血后立即出现的临床表现有关。伴有或不伴急性梗阻性脑积水的 SAH 均可导致颅内压急剧升高，并超过收缩压，出现脑血流暂时断流，这种现象是造成出血时一过性意识丧失的原因[210]。

由于脑血流量突然减少导致一过性脑缺血发作。发生一过性脑缺血后可能出现与 DCI 发病相关的各种现象：局部炎症级联反应、全身炎症反应、细胞凋亡、内皮功能障碍和氧化应激[211-214]。这些现象对最终产生 DCI 的实际作用机制还不清楚。

（3）皮质扩散去极化（SD）

去极化波是 SD 的特征，可伴有皮质电活动的抑制，已证明这种现象存在于 SAH 患者中[215]。

它可伴有电解质改变，引起代谢需求增加和局部脑血流量改变[216]。

无论是否有脑血管痉挛的表现，SD 的存在与 DCI 有关[217]。

迟发性脑缺血的监测

需要进行早期的内科治疗及仪器监测以预防脑梗死的发生。DCI 发病的最大危险期在出血后第 3～14 天。在此高风险期间，患者必须在具有多学科专业技能的环境中接受密集监测，其中有规范的仪器监测，并且可准确解释多种监测结果，以便提供积极的药物/介入治疗[218-219]。

（1）临床监测

频繁的神经系统评估是临床监测的基础。必须始终考虑并避免可能导致新的神经功能损害的因素（脑积水、电解质紊乱、感染、发热、缺氧、癫痫发作、NCSE）。临床上 DCI 发作可能既有局灶性神经功能损害，又有意识模糊、定向力障碍和昏迷，且症状常呈波动性。如果患者处于镇静或昏迷状态（WFNS 4～5），临床评估对于鉴别诊断 DCI 的敏感性将大幅度降低[220]。

（2）仪器监测

DCI 发病风险的基础监测包括经颅多普勒超声[221]，至少应在 24 h 内进行 1～2 次经颅多普勒超声检查，这是评估脑血管血流速度的主要工具。DCI 评估主要须监测大脑中动脉的血流速度。大脑中动脉多普勒超声检查的特异性高，但对血管痉挛的敏感性较低[222-223]，因此不能作为诊断工具。

（3）监测迟发性脑缺血

必须应用经颅多普勒超声监测血管痉挛，以评估 MCA 血流速度和 Lindegaard 指数。如果血流速度加快（大脑中动脉平均血流速度 120～200 cm/s）并且 Lindegaard 指数介于 3～6 之间，则必须继续进行临床监测并纠正所出现的低血容量。如血流速度增快＞200 cm/s 且 Lindegaard 指数＞6 时，则必须进行神经影像学检查以便及时治疗血管痉挛。

在无发热和动脉 PCO_2 正常（35～45 mmHg）的情况下，平均血流速度＞160 cm/s 且 Lindegaard 比值＞3 是开始进行特异性影像学检查（即 CT 血管成像或血管造影）的基本标准[224,225]。

其他仪器监测程序可用于未经临床评估的患者，包括局部脑氧合（$PtiO_2$）监测、脑微透析和动态脑电图监测[226]。

药物治疗

为改善 SAH 患者的预后，已对多种药物开展了多项研究，仅口服尼莫地平可能对临床结果有影响。目前推荐在 SAH 后给予 60 mg/4 h 尼莫地平，连续应用 21 天[227-228]。

在 MASH-2 研究中，静脉注射镁与安慰剂对比并没有明显减少 aSAH 患者的不良预后（RR 0.96，95％CI 0.84～1.10）[229]。

与尼莫地平联合应用的神经保护药物，如替拉扎特，虽然降低了迟发性脑缺血的危险（OR 0.80，95％CI 0.69～0.93），但并不能改善此类患者的预后[230]。

有人提出降低胆固醇药物可通过改善血管内皮功能和增加脑血流量来预防或逆转血管痉挛，从而改善 aSAH 患者的临床预后[231-233]。但最近发表的 STASH 研究（包括803 名患者）显示，每天应用 40 mg 辛伐他汀连续 21 天后，对于改善患者 6 个月时的临床预后没有任何帮助（mRS 的初步序列分析显示，在调整了入院时年龄和 WFNS，OR 0.97，95％CI 0.75～1.25；$P=0.803$）[234]。

药物治疗旨在预防低血容量和增加动脉收缩压以保持足够的脑灌注压。除了监测水平衡之外，对于严重的 SAH 患者还需要对其心排血量和容量状况进行有创性监测[235]。

无论血压如何，心排血量增加可能与脑血流量增加有关[236]。诱发血容量增加对于患者的临床预后并没有益处[237-238]，而可能与并发症增加有关[239]。

Cochrane meta 分析旨在对增加循环血容量的治疗方案进行评价。此类治疗，如 5％人血白蛋白、高钠盐水、胶体、血浆、全血或此类药物的不同配伍，均未明显改善患者的临床预后（RR 1.0，95％CI 0.5～2.2），也没有降低迟发性脑缺血的危险（RR 1.1，95％CI 0.5～2.2）；同时，也没有明显增加出现并发症的危险（肺水肿、心力衰竭）（RR 1.8，95％CI 0.9～3.7）[187]。

在目前的文献报道中，还没有公认的血压调控目标值。可通过静脉输注去甲肾上腺素或多巴胺升高血压。输注多巴酚丁胺可以增加心排血量。

SAH 所致血管痉挛的血管内治疗

SAH 最明显的并发症之一是发生脑血管痉挛。通常发生在出血后 4～14 天。如前所述，血管痉挛可显著缩窄脑动脉管径，进而产生广泛的脑缺血和梗死，导致严重的临床神经功能损害甚至死亡。

过去 30 年用于治疗血管痉挛的血管内技术基本没有明

显变化，并未出现显著的技术进步，临床治疗效果也没有显著提高。

基本上，从最初便使用了两种基本的技术：注射血管扩张药物（药物治疗）和通过血管内球囊充气进行血管成形术（机械治疗）。

药物治疗始于 20 世纪 80 年代末，当时主要使用罂粟碱，后来被尼莫地平所代替，无论何时何地都可使用（在美国不能应用尼莫地平的注射形式）。可将这些药物注射至受影响的动脉，而不需要注射到超选择区域：即将它注射至颈内动脉或椎动脉的颈段即可。将药物高度稀释和非常缓慢地注射（例如，4 mg 尼莫地平稀释在 20～30 ml 生理盐水中，在 10～20 min 内注射完）。这种方法仍有赖于操作人员，因此在不同医疗中心有所不同。罂粟碱可能会形成微结晶，因此一定要稀释。

通常药物治疗有效，但不幸的是其临床效果常持续时间较短，因此必须重复用药。在一些少见的情况下，需要维持治疗较长一段时间（数天），此时可在颅内区域留置一个微型导管。

器械治疗（球囊血管成形术）似乎能更有效地长时间维持其动脉扩张的治疗效果。这是一种侵入性和潜在创伤较大的治疗方法，必须由技术熟练的人员谨慎完成。在动脉扩张过程中发生动脉破裂是最主要的危险所在。

球囊在脑血管闭塞或动脉瘤中辅助弹簧圈释放（"球囊辅助弹簧圈"）等脑部手术操作中经常使用。扩张血管必须在低容量和低压状态下非常轻柔地进行（绝对不需要将用于扩张动脉粥样硬化斑块的压力用于扩张血管痉挛：正常情况下一个大气压足以），同时在痉挛的血管中要来回拉伸移动。

治疗结果立竿见影，这项治疗技术的主要局限性在于不能在小血管中进行，因为有血管破裂的风险。可以扩张颈内动脉、椎动脉和基底动脉，以及大脑中动脉的水平段初始部分。不推荐对大脑前动脉或大脑后动脉的起始段实施球囊扩张，并且绝对避免在更远端的血管进行此类手术。

血管痉挛的血管内治疗常常获益于这两种技术的结合：药物注射（尼莫地平）扩张整体血管树结构，甚至其更小和更远端的血管分支；通过血管成形术来扩张更大及更近端的血管。

很明显，只有在尝试神经重症监护领域的所有可应用的解决方案之后，才能提出这种治疗方案。

无症状性血管痉挛患者进行血管内治疗作为预防迟发性脑缺血的方法并不能明显改善患者预后，且与患者的动脉致死性破裂危险有关[240]。

SAH 的其他并发症

癫痫发作

SAH 患者癫痫发作的发生率约为 15%，起病时即发生癫痫发作的概率为 7%[241]。在动脉瘤尚未得到根治时癫痫发作常常是再出血的表现。

回顾性研究已经明确了癫痫发作的几种重要危险因素，如外科手术夹闭[242]、早期神经影像学的严重程度、与蛛网膜下腔血液相关的血凝块密度、脑实质血肿或硬膜下血肿[241-244]、相关缺血性事件、可卡因滥用[245]和大脑中动脉动脉瘤。长期癫痫发生率为 $3\%\sim12\%$[241,246]。虽然有推测早期癫痫发作可能会产生其他损害，但癫痫对预后的直接影响并不明确[122,243]。

一项大规模的前瞻性研究[247]表明，服用苯妥英钠是认知功能预后不良的独立危险因素。在另一项研究中报道，23% 的病例使用抗癫痫药物后出现了不良反应[241]。因此，预防性治疗没有科学依据[248]。在持续性脑电监测的昏迷患者中，$10\%\sim20\%$ 的患者可记录到非惊厥性癫痫状态，这与患者的预后较差有关[249-250]。另外，它与 SAH 后的全身炎症反应综合征（SIRS）独立相关[251]。

发热

随着体温的升高，必须要首先排除感染的原因。中枢性发热最常见于发病早期（入院 72 h 内）且持续存在[252]。发热（定义为 SAH 后体温超过 38.3℃）是一种常见并发症，据相关研究报道可出现在 30%～70% 的此类患者。在严重 SAH[253-255]、脑室内出血[256]、血管痉挛[257] 的患者，发热更为常见。

这种发热通常是非特异性炎症反应（SIRS）[258]，与残疾、认知后遗症[253] 以及在 ICU 住院时间较长等不良预后有关[111,259-261]。

发热对于患者预后的实际影响尚不清楚。然而，脑组织温度过高与脑代谢性应激反应增强[262] 及颅内压增高[263] 有关。为正确评估新的神经功能损害，特别是如怀疑迟发性脑缺血时，也一定要除外发热这一因素。

因此，通常建议控制中枢性发热，特别是在血管痉挛危险增加的阶段[264]。可给予退热药物，也可应用冰毯等降低体表温度的物理方法或通过血管内导管方法进行降温治疗。

在医嘱规定时间内使用对乙酰氨基酚（扑热息痛）或布洛芬往往不能有效地将体温控制在最佳水平，并且与低血压有关[265]；连续静脉注射非甾体抗炎药（NSAID）效果更好[266]。使用冰毯或血管内导管似乎可以更好地控制体温[267]，但常常伴有寒战[268]，因此这种方法仅给予已经镇静治疗的重症 SAH 患者[269]。

心血管并发症

SAH 患者中内科并发症特别是心脏疾病，可直接导致 15%～23% 的临床患者死亡[254,270]。SAH 后的心脏并发症可能是由于交感神经系统的内源性过度激活所致。SAH 后至少

1周内患者血浆中的去甲肾上腺素水平升高[271]，心肌中高水平的儿茶酚胺可能会因为钙离子内流增加而产生细胞毒性作用[272]。在 SAH 患者中，可观察到心电图的改变以及心肌坏死酶（肌钙蛋白）、心力衰竭标志物（BNP）和神经源性应激性心肌病（NSC）的增加。

- 在不同研究中所报道的心电图改变百分比不同（25％～75％）[273]，常见的心电图异常改变包括 ST 段升高或压低、T 波倒置、T 波高尖和 QT 间期延长，与预后不良相关[274]。心律失常包括窦性心动过速/过缓、心房颤动/扑动、室上性心动过速、早发交界区混合性节律和室性心律失常，可能在 SAH 后发生的猝死中起一定作用[275]。

- 出血 24 h 内 20％～30％的病例血浆肌钙蛋白水平升高[110,276-277]，然而，这种升高并不像心肌梗死患者那样显著[278]，但在患有冠状动脉疾病的患者中，必须考虑到心脏缺血的可能性。在左心室功能不全的患者中也可观察到早期 BNP 的升高[279]。

- 神经源性应激性心肌病：以早期短暂性左心室功能不全为特征。心力衰竭程度差异很大，从心排血量的适度减少到心源性休克。心室功能不全不仅限于单一的冠状动脉血管供血区域[280]，也与 Takotsubo 综合征具有部分相同的特征和病理生理学变化[281]。它与初始临床表现的严重程度相关[282]，并且与迟发性脑缺血的危险增加独立相关。

- 因此，建议所有 SAH 患者在入院时均应进行心电图以及肌钙蛋白定量检查。对超声心动图提示有左心室功能不全的患者应监测心排血量和容量状态[235]。心脏问题常伴有肺水肿，肺水肿可采用传统治疗，一定要避免应用硝酸甘油以及硝普钠，因为这些药物的扩张血管作用会增加颅内压。出于同样的原因，在机械通气的情况下也应避免出现高碳酸血症。

低钠血症

低钠血症（血清钠＜135 mmol/L）是最常见的电解质紊乱，可见于 30％～50％的 SAH 患者[283]。最常见的原因（70％）是抗利尿激素分泌异常综合征，其次是液体过多和急性皮质醇缺乏[284-285]。低钠血症与患者不良预后之间的关系尚不明确[259,286]。

由于低钠血症有增加脑水肿的潜在危险，即使临床轻度低钠也应进行治疗。临床表现的严重程度也影响治疗效果。严重低钠血症（Na＜130 mmol/L）伴有相关的临床表现时（抽搐、意识障碍），应采用静脉注射高渗液体（1～3 ml/kg）进行积极干预治疗。在这些情况下，推荐每小时进行一次水平衡，每 4 h 监测一次血清钠，以避免急性校正失当和与之相关的已知危险因素。抗利尿激素分泌异常综合征的病因治疗主要是限制水分的摄入，但对于伴有相对低血容量的 SAH 患者则不推荐使用[287]。

氢化可的松和氟氢可的松对于低钠血症的预防作用已经在相关研究中得到了验证，两种糖皮质激素均有效，但有较高的高血糖和低钾血症的发生率[288-291]。

1.3　附录

1.3.1　脑出血评分[36]

ICH 评分的判定

评价指标	ICH 分值
GCS 评分	
3～4	2
5～12	1
13～15	0

ICH 评分的判定 （续表）

评价指标	ICH 分值
ICH 体积（cm³）	
≥30	1
<30	0
IVH	
是	1
否	0
血肿源自幕下	
是	1
否	0
患者年龄	
≥80	1
<80	0
总分	0～6

GCS：格拉斯哥昏迷量表；ICH：脑出血；IVH：脑室出血

1.3.2 评价量表

Hunt-Hess 评分系统[148]

1. 无症状或轻微头痛，轻度颈项强直

2. 中-重度头痛、颈项强直，除脑神经麻痹外无局灶性神经功能缺损

3. 除脑神经麻痹外，还有意识模糊、昏睡或轻度局灶性神经功能缺损

4. 木僵或中-重度偏瘫

5. 昏迷、去脑强直、濒死状态

世界神经外科医师联合会（WFNS）评分量表[151]

分级		预后不良（%）
轻		
I	GCS 评分 15	14.8
II	GCS 评分 14～13 无局灶性功能缺损	29.4
III	GCS 评分 14～13 有局灶性功能缺损	52.6
重		
IV	GCS 评分 12～7	58.3
V	GCS 评分 6～3	92.7

Adapted from van Heuven et al[156]

预后差：GCS 评分 1～3 或改良 Rankin 评分 4～6

入院时动脉瘤性蛛网膜下腔出血的预后（PAASH）评价量表

分级		预后不良（%）
I	GCS 15	14.8
II	GCS 11～14	41.3
III	GCS 8～10	74.4
IV	GCS 4～7	84.7
V	GCS 3	93.9

Adapted from van Heuven et al[156]

预后差：GCS 评分 1～3 或改良 Rankin 评分 4～6

放射学评估量表

等级	Fisher 量表	改良 Fisher 量表
0	—	无蛛网膜下腔出血，无脑室内出血
1	无蛛网膜下腔出血，无脑室内出血	微量或少量蛛网膜下腔出血，无脑室内出血
2	弥漫性薄层蛛网膜下腔出血，血块厚度均不＞1 mm	微量或少量蛛网膜下腔出血，双侧侧脑室内出血

放射学评估量表   （续表）

等级	Fisher 量表	改良 Fisher 量表
3	局灶性厚层蛛网膜下腔出血，血块厚度＞1 mm	蛛网膜下腔出血量多，无脑室内出血
4	主要为脑室内出血或脑出血，无大量蛛网膜下腔出血	蛛网膜下腔出血量多，伴双侧侧脑室内出血

血管痉挛危险：0 级为 0%，1 级为 6%，2 级为 15%，3 级为 35%，4 级为 34%[158-159]

PHASES 动脉瘤风险评分[100]

（P）人群	
北美、欧洲（芬兰除外）	0
日本	3
芬兰	5
（H）高血压	
否	0
是	1
（A）年龄	
＜70 岁	0
≥70 岁	1
（S）动脉瘤大小	
＜7.0 mm	0
7.0～9.9 mm	3
10.0～19.9 mm	6
≥20 mm	10
（E）既往另一动脉瘤所致蛛网膜下腔出血病史	
否	0
是	1
（S）动脉瘤的位置	
颈内动脉	0
大脑中动脉	2
大脑前动脉、后交通动脉、大脑后动脉	4

格拉斯哥昏迷量表（GCS）

睁眼		言语		运动	
自动睁眼	4	正常交谈	5	按吩咐动作	6
呼唤睁眼	3	可交谈，定向障碍	4	对疼痛刺激定位反应	5
疼痛睁眼	2	用词错乱	3	躲避疼痛刺激	4
不能睁眼	1	言语不能理解	2	异常屈曲（去皮质状态）	3
		无发音	1	异常伸展（去脑状态）	2
				无反应	1

Cognard 分类[69]

硬脑膜动静脉瘘与静脉引流方式相关的 Cognard 分类

Ⅰ型   局限于窦壁，通常在血栓形成后

Ⅱ型

　　Ⅱa   局限于窦并伴窦内（而不是皮质静脉内）反向（逆行）血流

　　Ⅱb   进入窦并伴反流（逆行）入皮质静脉（10%～20%出血）

Ⅲ型   直接引流到皮质静脉（不进入窦）（40%出血）

Ⅳ型   直接引流到皮质静脉（不进入窦），伴皮质静脉扩张（65%出血）

参考文献

1. Krishnamurthi RV, Feigin VL, Forouzanfar MH, Mensah GA, Connor M, Bennett DA, Moran AE, Sacco RL, Anderson LM, Truelsen T, O'Donnell M, Venketasubramanian N, Barker-Collo S, Lawes CMM, Wang W, Shinohara Y, Witt E, Ezzati M, Naghavi M, Murray C, Global Burden of Diseases, Injuries, and Risk Factors Study (GBD 2010) and the GBD Stroke Experts Group (2013) Global and regional burden of first-ever ischaemic and hemorrhagic stroke during 1990–2010: findings from the Global Burden of Disease Study 2010. Lancet Glob Heal 1(5):e259–e281

2. van Asch CJ, Luitse MJ, Rinkel GJ, van der Tweel I, Algra A, Klijn CJ (2010) Incidence, case fatality, and functional outcome of intracerebral hemorrhage over time, according to age, sex, and ethnic origin: a systematic review and meta-analysis. Lancet Neurol 9:167–176

3. Lovelock CE, Molyneux AJ, Rothwell PM, Oxford Vascular Study (2007) Change in incidence and aetiology of intracerebral hemorrhage in Oxfordshire, UK, between 1981 and 2006: a population-based study. Lancet Neurol 6(6):487–493

4. Sacco S, Marini C, Toni D, Olivieri L, Carolei A (2009) Incidence and 10-year survival of intracerebral hemorrhage in a population-based registry. Stroke 40(2):394–399

5. Qureshi AI, Mendelow AD, Hanley DF (2009) Intracerebral hemorrhage. Lancet 373:1632–1644

6. Meyer SA (2002) Intracerebral hemorrhage: natural history and rational of ultra-early hemostatic therapy. Intensive Care Med 28:s235–s240

7. Griffiths D, Sturm J (2011) Epidemiology and etiology of young stroke. Stroke Res Treat 2011:209

8. Koivunen RJ, Satopaa J, Meretoja A, Strbian D, Haapaniemi E, Niemela M, Tatlisumak T, Putaala J (2015) Incidence, risk factors, etiology, severity and short-term outcome of non-traumatic intracerebral hemorrhage in young adults. Eur J Neurol 22(1):123–132

9. Labovitz DL, Halim A, Boden-Albala B, Hauser WA, Sacco RL (2005) The incidence of deep and lobar intracerebral hemorrhage in whites, blacks, and hispanics. Neurology 65:518–522

10. Ariesen MJ, Claus SP, Rinkel GJE, Algra A (2003) Risk factor for intracerebral hemorrhage in the general population: a systematic review. Stroke 34:2060–2065

11. Rutten-Jacob LC, Maaijwee NA, Arntz RM, Schoonderwaldt HC, Dorresteijn LD, van Dijk EJ, de Leeuw FE (2014) Clinical characteristics and outcome of intracerebral hemorrhage in young adults. J Neurol 261(11):2143–2149

12. Thrift AG, McNeil JJ, Forbes A, Donnan GA (1998) Three important subgroups of hypertensive persons at greater risk of intracerebral hemorrhage. Melbourne Risk Factor Study Group. Hypertension 31(6):1223–1229

13. Charidimou A, Gang Q, Werring DJ (2012) Sporadic cerebral amyloid angiopathy revisited: recent insights into pathophysiology and clinical spectrum. J Neurol Neurosurg Psychiatr 83:124–137

14. Pezzini A, Del Zotto E, Volonghi I et al (2009) Cerebral amyloid angiopathy: a common cause of cerebral hemorrhage. Curr Med Chem 16:2498–2513

15. Vinters HV (1987) Cerebral amyloid angiopathy. A critical review. Stroke 18:311–324

16. Rost NS, Greenberg SM, Rosand J (2008) The genetic architecture of intracerebral hemorrhage. Stroke 39:2166–2173

17. Kimberly WT, Gilson A, Rost NS et al (2009) Silent ischemic infarcts are associated with hemorrhage burden in cerebral amyloid angiopathy. Stroke 72:1230–1235

18. Martini SR, Flaherty ML, Brown DWM, Haverbusch M, Comeau ME, Sauerbeck LR, Kissela BM, Deka R, Kleindorfer DO, Moomaw CJ, Broderick JP, Langefeld CD, Woo D (2012) Risk factors for intracerebral hemorrhage differ according to hemorrhage location. Neurology 79:2275–2282

19. Poon MTC, Fonville AF, Al-Shahi Salman R (2014) Long-term prognosis after intracerebral hemorrhage: systematic review and meta-analysis. J Neurol Neurosurg Psychiatry 85:660–667

20. Broderick JP, Brott TG, Duldner JE, Tomsick T, Huster G (1993) Volume of intracerebral hemorrhage: a powerful and easy-to-use predictor of 30-day mortality. Stroke 24:987–993

21. Silvennoinen K, Meretoja A, Strbian D, Putaala J, Kaste M, Tatlisumak T (2014) Do-not-resuscitate (DNR) orders in patients with intracerebral hemorrhage. Int J Stroke 9(1):53–58

22. Fan JS, Huang HH, Chen YC, Yen DH, Kao WF, Huang MS, Huang CI, Lee CH (2012) Emergency department neurologic deterioration in patients with spontaneous intracerebral hemorrhage: incidence, predictors, and prognostic significance. Acad Emerg Med 19:133–138. doi:10.1111/j.1553-2712.2011.01285.x

23. Balami JS, Buchan AM (2012) Complications of intracerebral hemorrhage. Lancet Neurol 11:101–118

24. Specogna AV, Turin TC, Patten SB, Hill MD (2014) Factors associated with early deterioration after spontaneous intracerebral hemorrhage: a systematic review and meta-analysis. PLoS One 9(5):e96743

25. LoPresti MA, Bruce SS, Camacho E, Kunchala S, Dubois BG, Bruce E, Appelboom G, Connolly ES Jr (2014) Hematoma volume as the major determinant of outcomes after intracerebral hemorrhage. J Neurol Sci 345:3–7

26. Davis SM, Broderick J, Hennerici M et al (2006) Hematoma growth is a determinant of mortality and poor outcome after intracerebral hemorrhage. Neurology 66:1175–1181

27. Brott T, Broderick J, Kothari R, Barsan W, Tomsick T, Sauerbeck L, Spilker J, Duldner J, Khoury J (1997) Early hemorrhage growth in patients with intracerebral hemorrhage. Stroke 28:1–5

28. Kazui S, Naritomi H, Yamamoto H et al (1996) Enlargement of spontaneous intracerebral hemorrhage. Incidence and time course. Stroke 27:1783–1787

29. Wang X, Arima H, Al-Shahi Salman R, Woodward M, Heeley E, Stapf C, Lavados PM, Robinson T, Huang Y, Wang J, Delcourt C, Anderson CS, INTERACT Investigators (2015) Clinical prediction algorithm (BRAIN) to determine risk of hematoma growth in acute intracerebral hemorrhage. Stroke 46(2): 376–381

30. Chan E, Anderson CS, Wang X, Arima H, Saxena A, Moullaali TJ, Heeley E, Delcourt C, Wu G, Wang J, Chen G, Lavados PM, Stapf C, Robinson T, Chalmers J, Huang Y, INTERACT2 Investigators (2015) Significance of intraventricular hemorrhage in acute intracerebral hemorrhage: intensive blood pressure reduction in acute cerebral hemorrhage trial results. Stroke 46(3):653–658

31. Ziai WC, Tuhrim S, Lane K, McBee N, Lees K, Dawson J, Butcher K, Vespa P, Wright DW, Keyl PM, Mendelow AD, Kase C, Wijman C, Lapointe M, John S, Thompson R, Thompson C, Mayo S, Reilly P, Janis S, Awad I, Hanley DF, CLEARIII Investigators (2014) A multicenter, randomized, double-blinded, placebo-controlled phase III study of Clot Lysis Evaluation of Accelerated Resolution of Intraventricular Hemorrhage (CLEARIII). Int J Stroke 9(4):536–542

32. Butcher KS, Baird T, MacGregor L, Desmond P, Tress B, Davis S (2004) Perihematomal edema in primary intracerebral hemorrhage is plasma derived. Stroke 35:1879–1885

33. Yang J, Arima H, Wu G, Heeley E, Delcourt C, Zhou J, Chen G, Wang X, Zhang S, Yu S, Chalmers J, Anderson CS, INTERACT Investigators (2015) Prognostic significance of perihematomal edema in acute intracerebral hemorrhage: pooled analysis from the intensive blood pressure reduction in acute cerebral hemorrhage trial studies. Stroke 46(4):1009–1013.

34. Lei C, Wu B, Liu M, Chen Y (2014) Association between statin use and intracerebral hemorrhage: a systematic review and meta-analysis. Eur J Neurol 21:192–198

35. Foulkes MA, Wolf PA, Price TR et al (1988) The stroke data bank: design, methods, and baseline characteristics. Stroke 19:547–554

36. Hemphill JC, Bonovich DC, Besmertis L, Manley GT, Johnston SC (2001) The ICH score: a simple, reliable grading scale for intracerebral hemorrhage. Stroke 32:891–897

37. Hemphill JC III, Farrant M, Neill TA Jr (2009) Prospective validation of the ICH Score for 12-month functional outcome. Neurology 73:1088–1094

38. Fiebach JB, Schellinger PD, Gass A, Kucinski T, Siebler M, Villringer A, Olkers P, Hirsch JG, Heiland S, Wilde P, Jansen O, Röther J, Hacke W, Sartor K, Kompetenznetzwerk Schlaganfall B5 (2004) Stroke magnetic resonance imaging is accurate in hyperacute intracerebral hemorrhage: a multicenter study on the validity of stroke imaging. Stroke 35:502–506

39. Chalela JA, Kidwell CS, Nentwich LM, Luby M, Butman JA, Demchuk AM, Hill MD, Patronas N, Latour L, Warach S (2007) Magnetic resonance imaging and computed tomography in emergency assessment of patients with suspected acute stroke: a prospective comparison. Lancet 369:293–298

40. Wijman CAC, Venkatasubramanian C, Bruins S, Fischbein N, Schwartz N (2010) Utility of early MRI in the diagnosis and management of acute spontaneous intracerebral hemorrhage. Cerebrovasc Dis 30:456–463

41. Wong GKC, Siu DYW, Abrigo JM, Ahuia AT, Poon WS (2012) Computed tomographic angiography for patients with acute spontaneous intracerebral hemorrhage. J Clin Neurosci 19:498–500

42. Demchuk AM, Dowlatshahi D, Rodriguez-Luna D et al (2012) Prediction of haematoma growth and outcome in patients with

intracerebral hemorrhage using the CT-angiography spot sign (predict): a prospective observational study. Lancet Neurol 11:307–314

43. Park J, Hwang YH, Baik SK, Kim YS, Park SH, Hamm IS (2007) Angiographic examination of spontaneous putaminal hemorrhage. Cerebrovasc Dis 24(5):434–438. Epub 2007 Sep 19

44. Langhorne P, Fearon P, Ronning OM, Kaste M, Palomaki H, Vemmos K, Kalra L, Indredavik B, Blomstrand C, Rodgers H, Dennis MS, Al-Shahi Salman R, on behalf of the Stroke Unit Trialists' Collaboration (2013) Stroke Unit Care Benefits Patients With Intracerebral Hemorrhage. Systematic Review and Meta-analysis. Stroke 44:3044–3049

45. Asdaghi N, Manawadu D, Butcher K (2007) Therapeutic management of acute intracerebral hemorrhage. Expert Opin Pharmacother 8:3097–3116

46. Qureshi Ezzeddine MA, Nasar A et al (2007) Prevalence of elevated blood pressure in 563 704 adult patients with stroke presentino with ED in the United States. Am J Emerg Med 25:32–38

47. Steiner T, Rosand J, Diringer M (2006) Intracerebral hemorrhage associated with oral anticoagulant therapy: current practices and unresolved questions. Stroke 37:256–262

48. Antihypertensive Treatment of Acute Cerebral Hemorrhage(ATACH) Investigators (2010) Antihypertensive treatment of acute cerebral hemorrhage. Crit Care Med 38:637–648

49. Anderson CS, Huang Y, Wang JG, Arima H, Neal B, Peng B, Heeley E, Skulina C, Parsons MW, Kim JS, Tao QL, Li YC, Jiang JD, Tai LW, Zhang JL, Xu E, Cheng Y, Heritier S, Morgenstern LB, Chalmers J, INTERACT Investigators (2008) Intensive blood pressure reduction in acute cerebral hemorrhage trial (INTERACT): a randomised pilot trial. Lancet Neurol 7:391–399

50. Anderson CS, Heeley E, Huang Y, Wang J, Stapf C, Delcourt C, Lindley R, Robinson T, Lavados P, Neal B, Hata J, Arima H, Parsons M, Li Y, Wang J, Heritier S, Li Q, Woodward M, Simes RJ, Davis SM, Chalmers J, INTERACT2 Investigators (2013) Rapid blood-pressure lowering in patientswith acute intracerebral hemorrhage. N Engl J Med 368:2355–2365

51. Tsivgoulis G, Katsanos AH, Butcher KS, Boviatsis E, Triantafyllou N, Rizos T, Alexandrov AV (2014) Intensive blood pressure reduction in acute intracerebral hemorrhage a meta-analysis. Neurology 83:1523–1529

52. Mayer SA, Brun NC, Begtrup K et al (2005) Recombinant acti-
    vated factor VII for acute intracerebral hemorrhage. N Engl
    J Med 352:777–785
53. Mayer SA, Davis SM, Begtrup K et al (2008) Subgroup analysis
    in the FAST trial: a subset of intracerebral hemorrhage patients
    that benefit from recombinant activated factor VII. Stroke
    39:528
54. Huhtakangas J, Tetri S, Juvela S, Saloheimo P, Bode MK,
    Hillbom M (2011) Effect of increased warfarin use on warfarin-
    related cerebral hemorrhage: a longitudinal population-based
    study. Stroke 42:2431–2435
55. Dentali F, Ageno W, Crowther M (2006) Treatment of coumarin-
    associated coagulopathy: a systematic review and proposed
    treatment algorithms. J Thromb Haemost 4:1853–1863
56. Leissinger CA, Blatt PM, Hoots WK, Ewenstein B (2008) Role
    of prothrombin complex concentrates in reversing warfarin
    anticoagulation: a review of the literature. Am J Hematol
    83:137–143
57. Sarode R, Milling TJ Jr, Refaai MA, Mangione A, Schneider A,
    Durn BL, Goldstein JN (2013) Efficacy and safety of a 4-factor
    prothrombin complex concentrate in patients on vitamin K
    antagonists presenting with major bleeding: a randomized,
    plasma-controlled, phase IIIb study. Circulation 128:1234–1243
58. Lazo-Langner A, Lang ES, Douketis J (2013) Clinical review:
    clinical management of new oral anticoagulants: a structured
    review with emphasis on the reversal of bleeding complications.
    Crit Care 17:230
59. Potts MB, Riina HA (2014) Refining the role for evacuation of
    spontaneous intracerebral hematomas: results of STICH
    II. World Neurosurg 82(5):549–550
60. Vespa PM, Martin N, Zuccarello M, Awad I, Hanley DF (2013)
    Surgical trials in intracerebral hemorrhage. Stroke 44(6 Suppl
    1):S79–S82
61. Dey M, Stadnik A, Awad IA (2014) Spontaneous intracerebral
    and intraventricular hemorrhage: advances in minimally inva-
    sive surgery and thrombolytic evacuation, and lessons learned
    in recent trials. Neurosurgery 74(Suppl 1):S142–S150
62. Kim H, Abla AA, Nelson J, McCulloch CE, Bervini D, Morgan
    MK, Stapleton C, Walcott BP, Ogilvy CS, Spetzler RF, Lawton MT
    (2015) Validation of the supplemented Spetzler-Martin grading
    system for brain arteriovenous malformations in a multicenter
    cohort of 1009 surgical patients. Neurosurgery 76(1):25–31

63. Mohr JP, Parides MK, Stapf C, Moquete E, Moy CS, Overbey JR, Al-Shahi Salman R, Vicaut E, Young WL, Houdart E, Cordonnier C, Stefani MA, Hartmann A, von Kummer R, Biondi A, Berkefeld J, Klijn CJ, Harkness K, Libman R, Barreau X, Moskowitz AJ, International ARUBA investigators (2014) Medical management with or without interventional therapy for unruptured brain arteriovenous malformations (ARUBA): a multicentre, non-blinded, randomised trial. Lancet 383(9917):614–621

64. Potts MB, Lau D, Abla AA, Kim H, Young WL, Lawton MT, UCSF Brain AVM Study Project (2015) Current surgical results with low-grade brain arteriovenous malformations. J Neurosurg 122(4):912–920

65. Rutledge WC, Abla AA, Nelson J, Halbach VV, Kim H, Lawton MT (2014) Treatment and outcomes of ARUBA-eligible patients with unruptured brain arteriovenous malformations at a single institution. Neurosurg Focus 37(3):E8

66. Bervini D, Morgan MK, Ritson EA, Heller G (2014) Surgery for unruptured arteriovenous malformations of the brain is better than conservative management for selected cases: a prospective cohort study. J Neurosurg 121(4):878–890

67. Cenzato M, Delitala A, Delfini R, Pasqualin A, Maira G, Esposito V, Tomasello F, Boccardi E (2016) Position paper on ARUBA of the Italian Society of Neurosurgery. J Neurosurg Sci 60(1):126–30

68. Cenzato M, Stefini R, Ambrosi C, Giovanelli M (2008) Post-operative remnants of brainstem cavernomas: incidence, risk factors and management. Acta Neurochir (Wien) 150(9):879–886

69. Cognard C, Gobin YP, Pierot L et al (1995) Cerebral duralarteriovenous fistulas: clinical and angiographic correlation with a revised classification of venous drainage. Radiology 194(3):671–680

70. Collice M, D'Aliberti G, Talamonti G, Branca V, Boccardi E, Scialfa G, Versari PP (1996) Surgical interruption of leptomeningeal drainage as treatment for intracranial dural arteriovenous fistulas without dural sinus drainage. J Neurosurg 84(5):810–817

71. Szaflarski JP, Rackley AY, Kleindorfer DO, Khoury J, Woo D, Miller R, Alwell K, Broderick JP, Kissela BM (2008) Incidence of seizures in the acute phase of stroke: a population-based study. Epilepsia 49:974–981

72. Schwarz S, Häfner K, Aschoff A, Schwab S (2000) Incidence and prognostic significance of fever following intracerebral hemorrhage. Neurology 54:354–361

73. Broessner G, Beer R, Lackner P, Helbok R, Fischer M, Pfausler B, Rhorer J, Küppers-Tiedt L, Schneider D, Schmutzhard E (2009) Prophylactic, endovascularly based, long-term normothermia in ICU patients with severe cerebrovascular disease: bicenter prospective, randomized trial. Stroke 40:e657–e665

74. Stollberger C, Exner I, Finsterer J, Slany J, Steger C (2005) Stroke in diabetic and non-diabetic patients: course and prognosis value of admission serum glucose. Ann Med 37(5):357–364

75. Dennis M, Sandercock P, Reid J, Graham C, Forbes J, Murray G; CLOTS (Clots in Legs Or sTockings after Stroke) Trials Collaboration (2013) Effectiveness of intermittent pneumatic compression in reduction of risk of deep vein thrombosis in patients who have had a stroke (CLOTS 3): a multicentre randomised controlled trial [published corrections appear in Lancet. 2013;382:506 and Lancet. 2013;382:1020]. Lancet 382:516–524

76. Helbok R, Olson DM, Le Roux PD, Vespa P, Participants in the International Multidisciplinary Consensus Conference on Multimodality Monitoring (2014) Intracranial pressure and cerebral perfusion pressure monitoring in non-TBI patients: special considerations. Neurocrit Care 21(Suppl 2):S85–S94

77. Ziai WC, Melnychuk E, Thompson CB, Awad I, Lane K, Hanley DF (2012) Occurrence and impact of intracranial pressure elevation during treatment of severe intraventricular hemorrhage. Crit Care Med 40(5):1601–1608

78. Kamel H, Hemphill JC 3rd (2012) Characteristics and sequelae of intracranial hypertension after intracerebral hemorrhage. Neurocrit Care 17(2):172–176

79. Ko SB, Choi HA, Parikh G, Helbok R, Schmidt JM, Lee K, Badjatia N, Claassen J, Connolly ES, Mayer SA (2011) Multimodality monitoring for cerebral perfusion pressure optimization in comatose patients with intracerebral hemorrhage. Stroke 42(11):3087–3092

80. Webb AJ, Ullman NL, Mann S, Muschelli J, Awad IA, Hanley DF (2012) Resolution of intraventricular hemorrhage varies by ventricular region and dose of intraventricular thrombolytic: the clot lysis: evaluating accelerated resolution of IVH (CLEAR IVH) program. Stroke 43:1666–1668

81. Diringer MN, Edwards DF, Zazulia AR (1998) Hydrocephalus: a previously unrecognized predictor of poor outcome from supratentorial intracerebral hemorrhage. Stroke 29:1352–1357

82. Bhattathiri PS, Gregson B, Prasad KS, Mendelow AD, STICH Investigators (2006) Intraventricular hemorrhage and hydrocephalus after spontaneous intracerebral hemorrhage: results from the STICH trial. Acta Neurochir Suppl 96:65–68

83. Al-Khindi T, Macdonald RL, Schweizer TA (2010) Cognitive and functional outcome after aneurysmal subarachnoid hemorrhage. Stroke 41:519–536

84. Feigin VL, Lawes CM, Bennet DA et al (2003) Stroke epidemiology: a review of population-based studies of incidence, prevalence and case-fatality in the late 20th centuries. Lancet Neurol 2:43–53

85. de Rooij NK, Linn FH, van der Plas JA, Algra A, Rinkel GJ (2007) Incidence of subarachnoid hemorrhage: a systematic review with emphasis on region, age, gender and time trends. J Neurol Neurosurg Psychiatry 78:1365–1372

86. Labovitz DL, Halim AX, Brent B, Boden-Albala B, Hauser WA, Sacco RL (2006) Subarachnoid hemorrhage incidence among Whites, Blacks and Caribbean Hispanics: the Northern Manhattan Study. Neuroepidemiology 26:147–150

87. Anderson C, Anderson N, Bonita R et al (2000) Epidemiology of aneurysmal subarachnoid hemorrhage in Australia and New Zealand: incidence and case fatality from the Australasian Cooperative Research on Subarachnoid Hemorrhage Study (ACROSS). Stroke 31:1843–1850

88. Nieuwkamp DJ, Setz LE, Algra A, Linn FH, de Rooij NK, Rinkel GJ (2009) Changes in case fatality of aneurysmal subarachnoid hemorrhage over time, according to age, sex, and region: a metaanalysis. Lancet Neurol 8:635–642

89. Anderson C, Ni Mhurchu C, Scott D, Bennett D, Jamrozik K, Hankey G (2003) Triggers of subarachnoid hemorrhage: role of physical exertion, smoking, and alcohol in the Australasian Cooperative Research on Subarachnoid Hemorrhage Study (ACROSS). Stroke 34:1771–1776

90. Feigin VL, Rinkel GJE, Lawes CM et al (2005) Risk factors for subarachnoid hemorrhage: an updated systematic review of epidemiological studies. Stroke 36:2773–2780

91. Hirsch KG, Froehler MT, Huang J, Ziai WC (2009) Occurrence of perimesencephalic subarachnoid hemorrhage during pregnancy. Neurocrit Care 10:339–343

92. Tiel Groenestege AT, Rinkel GJ, van der Bom JG, Algra A, Klijn CJ (2009) The risk of aneurysmal subarachnoid hemorrhage during pregnancy, delivery, and the puerperium in the Utrecht population: case-crossover study and standardized incidence ratio estimation. Stroke 40:1148–1151

93. Ronkainen A, Hernesniemi J, Ryynanen M (1993) Familial subarachnoid hemorrhage in east Finland, 1977–1990. Neurosurgery 33:787–796

94. Ruigrok YM, Rinkel GJE, Algra A, Raaymakers TW, van Gijn J (2004) Characteristics of intracranial aneurysms in patients with familial subarachnoid hemorrhage. Neurology 62:891–894

95. Molyneux AJ, Kerr RSC, Birks J, Ramzi N, Yarnold J, Sneade M, Rischmiller J, ISAT collaborators (2009) Risk of recurrent subarachnoid hemorrhage, death, or dependence and standardised mortality ratios after clipping or coiling of an intracranial aneurysm in the International Subarachnoid Aneurysm Trial (ISAT): long-term follow-up. Lancet Neurol 8:427–433

96. Burns JD, Huston J 3rd, Layton KF, Piepgras DG, Brown RD Jr (2009) Intracranial aneurysm enlargement on serial magnetic resonance angiography: frequency and risk factors. Stroke 40:406–411

97. Hoh BL, Sistrom CL, Firment CS, Fautheree GL, Velat GJ, Whiting JH, Reavey-Cantwell JF, Lewis SB (2007) Bottleneck factor and height-width ratio: association with ruptured aneurysms in patients with multiple cerebral aneurysms. Neurosurgery 61:716–722

98. Dhar SBE, Tremmel M, Mocco J, Kim M, Yamamoto J, Siddiqui AH, Hopkins LNM, Meng H (2008) Morphology parameters for intracranial aneurysm rupture risk assessment. Neurosurgery 63:185–197

99. Rahman M, Smietana J, Hauck E, Hoh B, Hopkins N, Siddiqui A, Levy EI, Meng H, Mocco J (2010) Size ratio correlates with intracranial aneurysm rupture status: a prospective study. Stroke 41:916–920

100. Greving JP, Wermer MJH, Brown RD Jr, Morita A, Juvela S, Yonekura M, Ishibashi T, Torner JC, Nakayama T, Rinkel GJ, Algra A (2014) Development of the PHASES score for prediction of risk of rupture of intracranial aneurysms: a pooled analysis of six prospective cohort studies. Lancet Neurol 13:59–66

101. Larsson SC, Mannisto S, Virtanen MJ, Kontto J, Albanes D, Virtamo J (2009) Dietary fiber and fiber-rich food intake in relation to risk of stroke in male smokers. Eur J Clin Nutr 63:1016–1024

102. Matsuda M, Ohashi M, Shiino A, Matsumura K, Handa J (1993) Circumstances precipitating aneurysmal subarachnoid hemorrhage. Cerebrovasc Dis 3:285–288

103. Fann JR, Kukull WA, Katon WJ, Longstreth WT Jr (2000) Physical activity and subarachnoid hemorrhage: a population based case–control study. J Neurol Neurosurg Psychiatry 69:768–772

104. Stegmayr B, Eriksson M, Asplund K (2004) Declining mortality from subarachnoid hemorrhage: changes in incidence and case fatality from 1985 through 2000. Stroke 35:2059–2063

105. Lovelock CE, Rinkel GJE, Rothwell PM (2010) Time trends in outcome of subarachnoid hemorrhage population-based study and systematic review. Neurology 74:1494–1501

106. Huang J, Van Gelder JM (2002) The probability of sudden death from rupture of intracranial aneurysms: a meta-analysis. Neurosurgery 51:1101–1105

107. Springer MV, Schmidt JM, Wartenberg KE, Frontera JA, Badjatia N, Mayer SA (2009) Predictors of global cognitive impairment 1 year after subarachnoid hemorrhage. Neurosurgery 65:1043–1050

108. Guo L, Zhou H, Xu J, Wang Y, Qiu Y, Jiang J (2011) Risk factors related to aneurysmal rebleeding. World Neurosurg 76:292–298

109. Hijdra A, Vermeulen M, van Gijn J, van Crevel H (1987) Rerupture of intracranial aneurysms: a clinicoanatomic study. J Neurosurg 67(1):29–33

110. Naidech AM, Janjua N, Kreiter KT, Ostapkovich ND, Fitzsimmons BF, Parra A et al (2005) Predictors and impact of aneurysm rebleeding after subarachnoid hemorrhage. Arch Neurol 62:410–416

111. Rosengart AJ, Schultheiss KE, Tolentino J, Macdonald RL (2007) Prognostic factors for outcome in patients with aneurysmal subarachnoid hemorrhage. Stroke 38(8):2315–2321

112. Leung CH, Poon WS, Yu LM et al (2002) Apolipoprotein e genotype and outcome in aneurysmal subarachnoid hemorrhage. Stroke 33(2):548–552

113. Van Gijn J, Kerr RS, Rinkel GJE (2007) Subarachnoid hemorrhage. Lancet 369:306–318

114. Rinkel GJE, Wijdicks EFM, Vermeulen M et al (1991) Nonaneurysmal perimesencephalic subarachnoid hemorrhage: CT and MR patterns that differ from aneurysmal rupture. AJNR Am J Neuroradiol 12:829–834

115. Schwartz TH, Solomon RA (1996) Perimesencephalic nona-neurysmal subarachnoid hemorrhage: review of the literature. Neurosurgery 39:433–440

116. Linn FHH, Rinkel GJE, Algra A, van Gijn J (1998) Headache characteristics in subarachnoid hemorrhage and benign thunderclap headache. J Neurol Neurosurg Psychiatry 65:791–793

117. Brisman JL, Song JK, Newell DW (2006) Cerebral aneurysms. N Engl J Med 355:928–939

118. Fontanarosa PB (1989) Recognition of subarachnoid hemorrhage. Ann Emerg Med 18:1199–1205

119. Brilstra EH, Rinkel GJE, Algra A, van Gijn J (2000) Rebleeding, secondary ischemia, and timing of operation in patients with subarachnoid hemorrhage. Neurology 55:1656–1660

120. Reijneveld JC, Wermer MJH, Boonman Z, van Gijn J, Rinkel GJE (2000) Acute confusional state as presenting feature in aneurysmal subarachnoid hemorrhage: frequency and characteristics. J Neurol 247:112–116

121. Vermeulen M, van Gijn J (1990) The diagnosis of subarachnoid hemorrhage. J Neurol Neurosurg Psychiatry 53:365–372

122. Butzkueven H, Evans AH, Pitman A, Leopold C, Jolley DJ, Kaye AH, Kilpatrick CJ, Davis SM (2000) Onset seizures independently predict poor outcome after subarachnoid hemorrhage. Neurology 55:1315–1320

123. Pinto AN, Canhao P, Ferro JM (1996) Seizures at the onset of subarachnoid hemorrhage. J Neurol 243:161–164

124. Kowalski RG, Claassen J, Kreiter KT et al (2004) Initial misdiagnosis and outcome after subarachnoid hemorrhage. JAMA 291:866–869

125. Polmear A (2003) Sentinel headaches in aneurysmal subarachnoid hemorrhage: what is the true incidence? A systematic review. Cephalalgia 23:935–941

126. Beck J, Raabe A, Szelenyi A, Berkefeld J, Gerlach R, Setzer M, Seifert V (2006) Sentinel headache and the risk of rebleeding after aneurysmal subarachnoid hemorrhage. Stroke 37:2733–2737

127. Edlow JA (2008) Diagnosing headache in the emergency department: what is more important? Being right, or not being wrong? Eur J Neurol 15:1257–1258

128. McCarron MO, Alberts MJ, McCarron P (2004) A systematic review of Terson's syndrome: frequency and prognosis after subarachnoid hemorrhage. J Neurol Neurosurg Psychiatry 75:491–493

129. Toussaint LG III, Friedman JA, Wijdicks EFM et al (2005) Survival of cardiac arrest after aneurysmal subarachnoid hemorrhage. Neurosurgery 57:25–31

130. Perry JJ, Stiell IG, Sivilotti ML et al (2013) Clinical decision rules to rule out subarachnoid hemorrhage for acute headache. JAMA 310:1248–1255

131. vanGijn J, van Dongen KJ (1982) The time course of aneurysmal hemorrhage on computed tomograms. Neuroradiology 23:153–156

132. van der Wee N, Rinkel GJE, Hasan D, van Gijn J (1995) Detection of subarachnoid hemorrhage on early CT: is lumbar puncture still needed after a negative scan? J Neurol Neurosurg Psychiatry 58:357–359

133. Boesiger BM, Shiber JR (2005) Subarachnoid hemorrhage diagnosis by computed tomography and lumbar puncture: are fifth generation CT scanners better at identifying subarachnoid hemorrhage? J Emerg Med 29:23–27

134. Perry JJ, Stiell IG, Sivilotti ML et al (2011) Sensitivity of computed tomography performed within six hours of onset of headache for diagnosis of subarachnoid hemorrhage: prospective cohort study. BMJ 343:d4277

135. Backes D, Rinkel GJE, Kemperaman H, Linn FHH, Vergouwen MDI (2012) Time-dependent test characteristics of head computed tomography in patients suspected of nontraumatic subarachnoid hemorrhage. Stroke 43:2115–2119

136. Blok KM, Rinkel GJE, Majoie CBLM, J H, Braaksma M, Tijssen CC, Wong YY, Hofmeijer J, Extercatte J, Kerklaan B, Schreuder TH, ten Holter S, Verheul F, Harlaar L, Pruissen DMO, Kwa VIH, Brouwers PJ, Remmers MJM, Schonewille WJ, Kruyt ND, Vergouwen MDI (2015) CT within 6 hours of headache onset to rule out subarachnoid hemorrhage in non-academic hospitals. Neurology 84:1927–1932

137. Mitchell P, Wilkinson ID, Hoggard N et al (2001) Detection of subarachnoid hemorrhage with magnetic resonance imaging. J Neurol Neurosurg Psychiatry 70:205–211

138. van Gijn J, Rinkel GJE (2005) How to do it: investigate the CSF in a patient with sudden headache and a normal CT brain scan. Pract Neurol 5:362–365

139. Buruma OJS, Janson HL, Den Bergh FA, Bots GTAM (1981) Blood-stained cerebrospinal fluid: traumatic puncture or hemorrhage? J Neurol Neurosurg Psychiatry 44:144–147

140. Beetham R (2004) Recommendations for CSF analysis in subarachnoid hemorrhage. J Neurol Neurosurg Psychiatry 75:528

141. McCormack RF, Hutson A (2010) Can computed tomography angiography of the brain replace lumbar puncture in the evaluation of acute-onset headache after a negative noncontrast cranial computed tomography scan? Acad Emerg Med 17:444–451

142. Chappell ET, Moure FC, Good MC (2003) Comparison of computed tomographic angiography with digital subtraction angiography in the diagnosis of cerebral aneurysms: a meta-analysis. Neurosurgery 52:624–630

143. Wintermark M, Uske A, Chalaron M et al (2003) Multislice computerized tomography angiography in the evaluation of intracranial aneurysms: a comparison with intraarterial digital subtraction angiography. J Neurosurg 98:828–836

144. Villablanca JP, Hooshi P, Martin N et al (2002) Three-dimensional helical computerized tomography angiography in the diagnosis, characterization, and management of middle cerebral artery aneurysms: comparison with conventional angiography and intraoperative findings. J Neurosurg 97:1322–1332

145. Teksam M, McKinney A, Casey S et al (2004) Multi-section CT angiography for detection of cerebral aneurysms. AJNR 25(9):1485–1492

146. Cloft HJ, Joseph GJ, Dion JE (1999) Risk of cerebral angiography in patients with subarachnoid hemorrhage, cerebral aneurysm, and arteriovenous malformation: a meta-analysis. Stroke 30:317–320

147. Topcuoglu MA, Ogilvy CS, Carter BS, Buonanno FS, Koroshetz WJ, singhal AB (2003) Subarachnoid hemorrhage without evident cause on initial angiography studies: diagnostic yield of subsequent angiography and other neuroimaging tests. J Neurosurg 98:1235–1240

148. Hunt WE, Hess RM (1968) Surgical risk as related to time of intervention in the repair of intracranial aneurysms. J Neurosurg 28:14–20

149. Lindsay KW, Teasdale G, Knill-Jones RP, Murray L (1982) Observer variability in grading patients with subarachnoid hemorrhage. J Neurosurg 56:628–633

150. Aulmann C (1998) Validation of the prognostic accuracy of neurosurgical admission scales after rupture of cerebral aneurysms. Zentralbl Neurochir 59(3):171–180

151. World Federation of Neurological Surgeons Committee (1988) Report of world federation of neurological surgeons committee on a universal subarachnoid hemorrhage grading scale. J Neurosurg 68:985–986

152. Teasdale G, Knill-Jones R, van der Sande J (1978) Observer variability in assessing impaired consciousness and coma. J Neurol Neurosurg Psychiatry 41:603–610

153. Lindsay KW, Teasdale GM, Knill-Jones RP (1983) Observer variability in assessing the clinical features of subarachnoid hemorrhage. J Neurosurg 58:57–62

154. Rowley G, Fielding K (1991) Reliability and accuracy of the Glasgow Coma Scale with experienced and inexperienced users. Lancet 337:535–538

155. Takagi K, Tamura A, Nakagomi T, Nakayama H, Gotoh O, Kawai K, Taneda M, Yasui N, Hadeishi H, Sano K (1999) How should a subarachnoid hemorrhage grading scale be determined? A combinatorial approach based solely on the Glasgow Coma Scale. J Neurosurg 90:680–687

156. Van Heuven AW, DorhoutMees SM, Algra A, Rinkel GJ (2008) Validation of a prognostic subarachnoid hemorrhage grading scale derived directly from the Glasgow Coma Scale. Stroke 39:1347–1348

157. Degen LAR, Dorhout Mees SM, Algra A, Rinkel GJ (2011) Interobserver variability of grading scales for aneurysmal subarachnoid hemorrhage. Stroke 42:1546–1549

158. Fisher CM, Kistler JP, Davis JM (1980) Relation of cerebral vasospasm to subarachnoid hemorrhage visualized by computerized tomographic scanning. Neurosurgery 6:1–9

159. Frontera JA, Claassen J, Schmidt JM et al (2006) Prediction of symptomatic vasospasm after subarachnoid hemorrhage: the modified Fisher scale. Neurosurgery 59:21–27

160. de Oliveira Manoel AL, Turkel-Parrella D, Kouzmina E et al (2014) The VASOGRADE—a simple, reliable grading scale for aneurysmal subarachnoid hemorrhage. Neurology 82(suppl 10):5.123

161. Rincon F, Mayer SA (2007) Neurocritical care: a distinct discipline? Curr Opin Crit Care 13:115–121

162. Rabinstein AA, Lanzino G, Wijdicks EF (2010) Multidisciplinary management and emerging therapeutic strategies in aneurysmal subarachnoid hemorrhage. Lancet Neurol 9:504–519

163. Vespa P, Diringer MN (2011) Participants in the International Multi-Disciplinary Consensus Conference on the critical care management of subarachnoid hemorrhage. High Volume Centers Neurocrit Care 15:369–372

164. McNeill L, English SW, Borg N, Matta BF, Menon DK (2013) Effects of institutional caseload of subarachnoid hemorrhage on mortality: a secondary analysis of administrative data. Stroke 44:647–652

165. Larsen CC, Astrup J (2013) Rebleeding after aneurysmal subarachnoid hemorrhage: a literature review. World Neurosurg 79(2):307–312

166. Fujii Y, Takeuchi S, Sasaki O, Minakawa T, Koike T, Tanaka R (1996) Ultra-early rebleeding in spontaneous subarachnoid hemorrhage. J Neurosurg 84:35–42

167. Hillman J, Fridriksson S, Nilsson O, Yu Z, Saveland H, Jakobsson KE (2002) Immediate administration of tranexamic acid and reduced incidence of early rebleeding after aneurysmal subarachnoid hemorrhage: a prospective randomized study. J Neurosurg 97:771–778

168. Molyneux AJ, Kerr RS, Yu LM et al (2005) International subarachnoid aneurysm trial (ISAT) of neurosurgical clipping versus endovascular coiling in 2143 patients with ruptured intracranial aneurysms: a randomised comparison of effects on survival, dependency, seizures, rebleeding, subgroups, and aneurysm occlusion. Lancet 366:809–817

169. Molyneux A, Kerr R, Stratton I et al (2002) International Subarachnoid Aneurysm Trial (ISAT) of neurosurgical clipping versus endovascular coiling in 2143 patients with ruptured intracranial aneurysms: a randomised trial. Lancet 360:1267–1274

170. Koivisto T, Vanninen R, Hurskainen H, Saari T, Hernesniemi J, Vapalahti M (2000) Outcomes of early endovascular versus surgical treatment of ruptured cerebral aneurysms. A prospective randomized study. Stroke 31:2369–2377

171. McDougall CG, Spetzler RF, Zabramski JM et al (2012) The barrow ruptured aneurysm trial. J Neurosurg 116:135–144

172. Spetzler RF, McDougall CG, Albuquerque FC et al (2013) The barrow ruptured aneurysm trial: 3-year results. J Neurosurg 119:146–157

173. van der Schaaf I, Algra A, Wermer M, molyneux A, Clarke MJ, van gijn J, Rinkel GJE (2005) Endovascular coiling versus neurosurgical clipping for patients with aneurysmal subarachnoid hemorrhage. Cochrane Database Syst Rev Oct 19;(4):CD003085

174. Johnston SC, Dowd CF, Higashida RT, Lawton MT, Duckwiler GR, Gress DR, CARAT Investigators (2008) Predictors of rehemorrhage after treatment of ruptured intracranial aneu-

rysms: the Cerebral Aneurysm Rerupture After Treatment (CARAT) study. Stroke 39:120–125

175. Heros RC (1989) Acute hydrocephalus after subarachnoid hemorrhage. Stroke 20:715–717

176. Ransom ER, Mocco J, Komotar RJ et al (2007) External ventricular drainage response in poor grade aneurysmal subarachnoid hemorrhage: effect on preoperative grading and prognosis. Neurocrit Care 6:174–180

177. Inamasu J, Saito R, Nakamura Y et al (2002) Acute subdural hematoma caused by ruptured cerebral aneurysms: diagnostic and therapeutic pitfalls. Resuscitation 52:71–76

178. Nieuwkamp DJ, de Gans K, Rinkel GJ, Algra A (2000) Treatment and outcome of severe intraventricular extension in patients with subarachnoid or intracerebral hemorrhage: a systematic review of the literature. J Neurol 247:117–121

179. Naff NJ, Carhuapoma JR, Williams MA, Bhardwaj A, Ulatowski JA, Bederson J, Bullock R, Schmutzhard E, Pfausler B, Keyl PM, Tuhrim S, Hanley DF (2000) Treatment of intraventricular hemorrhage with urokinase effects on 30-day survival. Stroke 31(4):841–847

180. Barker FG 2nd, Amin-Hanjani S, Butler WE et al (2003) In-hospital mortality and morbidity after surgical treatment of unruptured intracranial aneurysms in the United States, 1996–2000: the effect of hospital and surgeon volume. Neurosurgery 52(5):995–1007; discussion 1007–9

181. Pietilä TA, Hammersen S, Brock M (1997) Indications for surgical therapy of aneurysmic subarachnoid hemorrhage–current status. Wien Med Wochenschr 147(7–8):149–151. Review

182. Bederson J, Connolly E, Batjer H et al (2009) Guidelines for the management of aneurysmal subarachnoid hemorrhage: a statement for healthcare professionals from a special writing group of the Stroke Council, American Heart Association. Stroke 40(3):994–1025

183. Rosen DS, Macdonald RL (2005) Subarachnoid hemorrhage grading scales: a systematic review. Neurocrit Care 2(2):110–118

184. Macdonald RL (2014) Delayed neurological deterioration after subarachnoid haemorrhage. Nat Rev Neurol 10:44–58

185. Baharoglu MI, Germans MR, Rinkel GJE, Algra A, Vermeulen M, van Gijn J, Roos YBWEM (2013) Antifibrinolytic therapy for aneurysmal subarachnoid hemorrhage. Cochrane Database Syst Rev Aug 30;(8):CD001245

186. Gaberel T, Magheru C, Emery E, Derlon JM (2012) Antifibrinolytic therapy in the management of aneurysmal subarachnoid hemorrhage revisited. A meta-analysis. Acta Neurochir (Wien) 154(1):1–9

187. Rinkel GJE, Feigin VL, Algra A, van Gjin J (2004) Circulatory volume expansion therapy for aneurysmal subarachnoid hemorrhage. Cochrane Systematic Rev Oct 18;(4):CD000483

188. Germans MR, Post R, Coert BA, Rinkel GJ, Vandertop WP, Verbaan D (2013) Ultra-early tranexamic acid after subarachnoid hemorrhage (ULTRA): study protocol for a randomized controlled trial. Trials 14:143

189. Boogaarts HD, van Lieshout JH, van Amerongen MJ, de Vries J, Verbeek AL, Grotenhuis JA, Westert GP, Bartels RH (2015) Aneurysm diameter as a risk factor for pretreatment rebleeding: a meta-analysis. J Neurosurg 122(4):921–928

190. van Donkelaar CE, Bakker NA, Veeger NJ, Uyttenboogaart M, Metzemaekers JD, Luijckx GJ, Groen RJ, van Dijk JM (2015) Predictive factors for rebleeding after aneurysmal subarachnoid hemorrhage: rebleeding aneurysmal subarachnoid hemorrhage study. Stroke 46(8):2100–2106

191. Tang C, Zhang TS, Zhou LF (2014) Risk factors for rebleeding of aneurysmal subarachnoid hemorrhage: a meta-analysis. PLoS One 9(6):e99536

192. Narotam PK, Puri V, Roberts JM, Taylon C, Vora Y et al (2008) Management of hypertensive emergencies in acute brain disease: evaluation of the treatment effects of intravenous nicardipine on cerebral oxygenation. J Neurosurg 109:1065–1074

193. Phillips TJ, Dowling RJ, Yan B, Laidlaw JD, Mitchell PJ (2011) Does treatment of ruptured intracranial aneurysms within 24 hours improve clinical outcome? Stroke 42(7):1936–1945

194. Vergouwen MD, Vermeulen M, van Gijn J et al (2010) Definition of delayed cerebral ischemia after aneurysmal subarachnoid hemorrhage as an outcome event in clinical trials and observational studies: proposal of a multidisciplinary research group. Stroke 41:2391–2395

195. Rabinstein AA, Friedman JA, Weigand SD, McClelland RL, Fulgham JR, Manno EM, Atkinson JL, Wijdicks EF (2004) Predictors of cerebral infarction in aneurysmal subarachnoid hemorrhage. Stroke 35(8):1862–1866

196. Schmidt JM, Wartenberg KE, Fernandez A, Claassen J, Rincon F, Ostapkovich ND, Badjatia N, Parra A, Connolly ES, Mayer SA (2008) Frequency and clinical impact of asymptomatic cere-

bral infarction due to vasospasm after subarachnoid hemorrhage. J Neurosurg 109:1052–1059

197. Budohoski KP, Guilfoyle M, Helmy A, Huuskonen T, Czosnyka M, Kirollos R, Menon DK, Pickard JD, Kirkpatrick PJ (2014) The pathophysiology and treatment of delayed cerebral ischaemia following subarachnoid hemorrhage. J Neurol Neurosurg Psychiatry 85(12):1343–1353

198. Harders AG, Gilsbach JM (1987) Time course of blood velocity changes related to vasospasm in the circle of Willis measured by transcranial Doppler ultrasound. J Neurosurg 66:718–728

199. Inagawa T (2016) Risk factors for cerebral vasospasm following aneurysmal subarachnoid hemorrhage: a review of the literature. World Neurosurg 85:56–76

200. Friedman JA, Goerss SJ, Meyer FB et al (2002) Volumetric quantification of Fisher grade 3 aneurysmal subarachnoid hemorrhage: a novel method to predict symptomatic vasospasm on admission computerized tomography scans. J Neurosurg 97:401–407

201. Reilly C, Amidei C, Tolentino J, Jahromi BS, MacDonald RL (2004) Clot volume and clearance rate as independent predictors of vasospasm after aneurysmal subarachnoid hemorrhage. J Neurosurg 101:255–261

202. Claassen J, Bernardini GL, Kreiter K, Bates J, Du YE, Copeland D, Connolly ES Jr, Mayer SA (2001) Effect of cisternal and ventricular blood on risk of delayed cerebral ischemia after subarachnoid hemorrhage: the Fisher scale revisited. Stroke 32:2012–2020

203. Findlay JM, Nisar J, Darsaut T (2015) Cerebral vasospasm: a review. Can J Neurol Sci 2:1–18. [Epub ahead of print]

204. Iuliano BA, Pluta RM, Jung C, Oldfield EH (2004) Endothelial dysfunction in a primate model of cerebral vasospasm. J Neurosurg 100:287–294

205. Mascia L, Fedorko L, Stewart DJ, Mohamed F, ter Brugge K, Ranieri VM, Wallace MC (2001) Temporal relationship between endothelin-1 concentrations and cerebral vasospasm in patients with aneurysmal subarachnoid hemorrhage. Stroke 32(5):1185–1190

206. Harrod CG, Bendok BR, Batjer HH (2005) Prediction of cerebral vasospasm in patients presenting with aneurysmal subarachnoid hemorrhage: a review. Neurosurgery 56:633–652

207. Greenberg ED, Gold R, Reichman M, John M, Ivanidze J, Edwards AM, Johnson CE, Comunale JP, Sanelli P (2010) Diagnostic accuracy of CT angiography and CT perfusion for

cerebral vasospasm: a meta-analysis. AJNR Am J Neuroradiol 31(10):1853–1860

208. Mir DI, Gupta A, Dunning A, Puchi L, Robinson CL, Epstein HA, Sanelli PC (2014) CT perfusion for detection of delayed cerebral ischemia in aneurysmal subarachnoid hemorrhage: a systematic review and meta-analysis. AJNR Am J Neuroradiol 35(5):866–871

209. Vergouwen MD, Ilodigwe D, Macdonald RL (2011) Cerebral infarction after subarachnoid hemorrhage contributes to poor outcome by vasospasm-dependent and –independent effects. Stroke 42(4):924–929

210. Hop JW, Rinkel GJ, Algra A, van Gijn J (1999) Initial loss of consciousness and risk of delayed cerebral ischemia after aneurysmal subarachnoid hemorrhage. Stroke 30(11):2268–2271

211. Sehba FA, Friedrich V (2015) Early events after aneurysmal subarachnoid hemorrhage. Acta Neurochir Suppl 120:23–28

212. Sehba FA, Bederson JB (2006) Mechanisms of acute brain injury after subarachnoid hemorrhage. Neurol Res 28(4):381–398

213. Tam AK et al (2010) Impact of systemic inflammatory response syndrome on vasospasm, cerebral infarction, and outcome after subarachnoid hemorrhage: exploratory analysis of CONSCIOUS-1 database. Neurocrit Care 13:182–189

214. Hasegawa Y, Suzuki H, Sozen T, Altay O, Zhang JH (2011) Apoptotic mechanisms for neuronal cells in early brain injury after subarachnoid hemorrhage. Acta Neurochir Suppl 110(Pt 1):43–48

215. Dreier JP, Woitzik J, Fabricius M, Bhatia R, Major S, Drenckhahn C, Lehmann TN, Sarrafzadeh A, Willumsen L, Hartings JA, Sakowitz OW, Seemann JH, Thieme A, Lauritzen M, Strong AJ (2006) Delayed ischaemic neurological deficits after subarachnoid hemorrhage are associated with clusters of spreading depolarizations. Brain 129(Pt 12):3224–3237

216. Dreier JP, Major S, Manning A, Woitzik J, Drenckhahn C, Steinbrink J, Tolias C, Oliveira-Ferreira AI, Fabricius M, Hartings JA, Vajkoczy P, Lauritzen M, Dirnagl U, Bohner G, Strong AJ, COSBID study group (2009) Cortical spreading ischaemia is a novel process involved in ischaemic damage in patients with aneurysmal subarachnoid hemorrhage. Brain 132(Pt 7):1866–1881

217. Woitzik J, Dreier JP, Hecht N, Fiss I, Sandow N, Major S, Winkler M, Dahlem YA, Manville J, Diepers M, Muench E,

Kasuya H, Schmiedek P, Vajkoczy P, COSBID study group (2012) Delayed cerebral ischemia and spreading depolarization in absence of angiographic vasospasm after subarachnoid hemorrhage. J Cereb Blood Flow Metab 32(2):203–212

218. Bacigaluppi S, Zona G, Secci F, Spena G, Mavilio N, Brusa G, Agid R, Krings T, Ottonello G, Fontanella M (2015) Diagnosis of cerebral vasospasm and risk of delayed cerebral ischemia related to aneurysmal subarachnoid hemorrhage: an overview of available tools. Neurosurg Rev 38(4):603–618

219. Kistka H, Dewan MC, Mocco J (2013) Evidence-based cerebral vasospasm surveillance. Neurol Res Int 2013:256713

220. Sarrafzadeh AS, Vajkoczy P, Bijlenga P, Schaller K (2014) Monitoring in neurointensive care – the challenge to detect delayed cerebral ischemia in high-grade aneurysmal SAH. Front Neurol 5:134

221. Alexandrov AV, Sloan MA, Tegeler CH, Newell DN, Lumsden A, Garami Z, Levy CR, Wong LK, Douville C, Kaps M, Tsivgoulis G, American Society of Neuroimaging Practice Guidelines Committee (2012) Practice standards for transcranial Doppler (TCD) ultrasound. Part II. Clinical indications and expected outcomes. J Neuroimaging 22(3):215–224

222. Sloan MA, Haley EC Jr, Kassell NF et al (1989) Sensitivity and specificity of transcranial Doppler ultrasonography in the diagnosis of vasospasm following subarachnoid hemorrhage. Neurology 39:1514–1518

223. Burch CM, Wozniak MA, Sloan MA et al (1996) Detection of intracranial internal carotid artery and middle cerebral artery vasospasm following subarachnoid hemorrhage. J Neuroimaging 6:8–15

224. Naval NS, Thomas CE, Urrutia VC (2005) Relative changes in flow velocities in vasospasm after subarachnoid hemorrhage: a transcranial Doppler study. Neurocrit Care 2:133–140

225. Lindegaard KF, Nornes H, Bakke SJ, Sorteberg W, Nakstad P (1988) Cerebral vasospasm after subarachnoid hemorrhage investigated by means of transcranial Doppler ultrasound. Acta Neurochir Suppl (Wien) 42:81–84

226. Claassen J, Hirsch LJ, Kreiter KT, Du EY, Connolly ES, Emerson RG, Mayer SA (2004) Quantitative continuous EEG for detecting delayed cerebral ischemia in patients with poor-grade subarachnoid hemorrhage. Clin Neurophysiol Off J Int Fed Clin Neurophysiol 115:2699–2710

227. Dorhout Mees SM, Rinkel GJ, Feigin VL, Algra A, van den Bergh WM, Vermeulen M, van Gijn J (2007) Calcium antagonists for aneurysmal subarachnoid hemorrhage. Cochrane Database Syst Rev Jul 18;(3):CD000277

228. Allen GS, Ahn HS, Preziosi TJ, Battye R, Boone SC, Boone SC, Chou SN, Kelly DL, Weir BK, Crabbe RA, Lavik PJ, Rosenbloom SB, Dorsey FC, Ingram CR, Mellits DE, Bertsch LA, Boisvert DP, Hundley MB, Johnson RK, Strom JA, Transou CR (1983) Cerebral arterial spasm–a controlled trial of nimodipine in patients with subarachnoid hemorrhage. N Engl J Med 308(11):619–24

229. Dorhout Mees SN, Algra A, Vandertop VP, van Kooten F, Kuijsten HAJM, Boiten J, van Oostenbrugge RJ, Al-Shahi Salman R, Lavados PM, Rinkel GJE, van den Bergh WM, MASH-2 study group (2012) Magnesium for aneurysmal subarachnoid hemorrhage (MASH-2): a randomised placebo-controlled trial. Lancet 380:44–49

230. Zhang S, Wang L, Liu M, Wu B (2010) Tirilazad for aneurysmal subarachnoid hemorrhage. Cochrane Database Syst Rev Feb 17;(2):CD006778

231. Amin-Hanjani S, Stagliano NE, Yamada M, Huang PL, Liao JK, Moskowitz MA (2001) Mevastatin, an HMG-CoA reductase inhibitor, reduces stroke damage and upregulates endothelial nitric oxide synthase in mice. Stroke 32(4):980–986

232. Brouet A, Sonveaux P, Dessy C, Moniotte S, Balligand JL, Feron O (2001) Hsp90 and caveolin are key targets for the pro-angiogenic nitric oxide-mediated effects of statins. Circ Res 89(10):866–873

233. Massy ZA, Guijarro C (2001) Statins: effects beyond cholesterol lowering. Nephrol Dial Transplant 16(9):1738–1741

234. Kirkpatrick PJ, Turner CL, Smith C, Hutchinson PJ, Murray GD, The STASH Collaborators (2014) Simvastatin in aneurysmal subarachnoid hemorrhage (STASH): a multicentre randomised phase 3 trial. Lancet Neurol 13:666–675

235. Mutoh T, Kazumata K, Terasaka S, Taki Y, Suzuki A, Ishikawa T (2014) Impact of transpulmonary thermodilution-based cardiac contractility and extravascular lung water measurements on clinical outcome of patients with Takotsubo cardiomyopathy after subarachnoid hemorrhage: a retrospective observational study. Crit Care 18(4):482

236. Joseph M, Ziadi S, Nates J, Dannenbaum M, Malkoff M (2003) Increases in cardiac output can reverse flow deficits from vasospasm independent of blood pressure: a study using xenon computed tomographic measurement of cerebral blood flow. Neurosurgery 53(5):1044–1051

237. Egge A, Waterloo K, Sjøholm H, Solberg T, Ingebrigtsen T, Romner B (2001) Prophylactic hyperdynamic postoperative fluid therapy after aneurysmal subarachnoid hemorrhage: a clinical, prospective, randomized, controlled study. Neurosurgery 49(3):593–605

238. Lennihan L, Mayer SA, Fink ME, Beckford A, Paik MC, Zhang H, Wu YC, Klebanoff LM, Raps EC, Solomon RA (2000) Effect of hypervolemic therapy on cerebral blood flow after subarachnoid hemorrhage: a randomized controlled trial. Stroke 31(2):383–391

239. Treggiari MM, Deem S (2009) Which H is the most important in triple-H therapy for cerebral vasospasm? Curr Opin Crit Care 15(2):83–86

240. Zwienenberg-Lee M, Hartman J, Rudisill N, Balloon Prophylaxis for Aneurysmal Vasospasm (BPAV) Study Group et al (2008) Effect of prophylactic transluminal balloon angioplasty on cerebral vasospasm and outcome in patients with Fisher grade III subarachnoid hemorrhage: results of a phase II multicenter, randomized, clinical trial. Stroke 39:1759–1765

241. Choi KS, Chun HJ, Yi HJ, Ko Y, Kim YS, Kim JM (2009) Seizures and epilepsy following aneurysmal subarachnoid hemorrhage: incidence and risk factors. J Korean Neurosurg Soc 46:93–98

242. Hart Y, Sneade M, Birks J, Rischmiller J, Kerr R, Molyneux A (2011) Epilepsy after subarachnoid hemorrhage: the frequency of seizures after clip occlusion or coil embolization of a ruptured cerebral aneurysm: results from the International Subarachnoid Aneurysm Trial. J Neurosurg 115(6):1159–1168

243. Rhoney DH, Tipps LB, Murry KR, Basham MC, Michael DB, Coplin WM (2000) Anticonvulsant prophylaxis and timing of seizures after aneurysmal subarachnoid hemorrhage. Neurology 55:258–265

244. Ibrahim GM, Fallah A, Macdonald RL (2013) Clinical, laboratory, and radiographic predictors of the occurrence of seizures following aneurysmal subarachnoid hemorrhage. J Neurosurg 119(2):347–352

245. Chang TR, Kowalski RG, Carhuapoma JR, Tamargo RJ, Naval NS (2015) Cocaine use as an independent predictor of seizures after aneurysmal subarachnoid hemorrhage. J Neurosurg 28:1–6

246. Huttunen J, Kurki MI, von Und Zu Fraunberg M, Koivisto T, Ronkainen A, Rinne J, Jääskeläinen JE, Kälviäinen R, Immonen A (2015) Epilepsy after aneurysmal subarachnoid hemorrhage: a population-based, long-term follow-up study. Neurology 84(22):2229–2237

247. Naidech AM, Kreiter KT, Janjua N, Ostapkovich N, Parra A, Commichau C, Connolly ES, Mayer SA, Fitzsimmons BF (2005) Phenytoin exposure is associated with functional and cognitive disability after subarachnoid hemorrhage. Stroke 36(3):583–587

248. Marigold R, Günther A, Tiwari D, Kwan J (2013) Antiepileptic drugs for the primary and secondary prevention of seizures after subarachnoid hemorrhage. Cochrane Database Syst Rev (6):CD008710

249. Dennis LJ, Claassen J, Hirsch LJ, Emerson RG, Connolly ES, Mayer SA (2002) Nonconvulsive status epilepticus after subarachnoid hemorrhage. Neurosurgery 51:1136–1143

250. Little AS, Kerrigan JF, McDougall CG, Zabramski JM, Albuquerque FC, Nakaji P, Spetzler RF (2007) Nonconvulsive status epilepticus in patients suffering spontaneous subarachnoid hemorrhage. J Neurosurg 106:805–811

251. Claassen J, Albers D, Schmidt JM, De Marchis GM, Pugin D, Falo CM, Mayer SA, Cremers S, Agarwal S, Elkind MS, Connolly ES, Dukic V, Hripcsak G, Badjatia N (2014) Nonconvulsive seizures in subarachnoid hemorrhage link inflammation and outcome. Ann Neurol 75(5):771–781

252. Hocker SE, Tian L, Li G, Steckelberg JM, Mandrekar JN, Rabinstein AA (2013) Indicators of central fever in the neurologic intensive care unit. JAMA Neurol 70(12):1499–1504

253. Fernandez A, Schmidt JM, Claassen J, Pavlicova M, Huddleston D, Kreiter KT, Ostapkovich ND, Kowalski RG, Parra A, Connolly ES, Mayer SA (2007) Fever after subarachnoid hemorrhage: risk factors and impact on outcome. Neurology 68(13):1013–1019

254. Solenski NJ, Haley EC Jr, Kassell NF, Kongable G, Germanson T, Truskowski L, Torner JC (1995) Medical complications of aneurysmal subarachnoid hemorrhage: a report of the multicenter, cooperative aneurysm study. Participants of the Multicenter Cooperative Aneurysm Study. Crit Care Med 23(6):1007–1017

255. Kilpatrick MM, Lowry DW, Firlik AD, Yonas H, Marion DW (2000) Hyperthermia in the neurosurgical intensive care unit. Neurosurgery 47(4):850–855

256. Commichau C, Scarmeas N, Mayer SA (2003) Risk factors for fever in the neurologic intensive care unit. Neurology 60:837–841

257. Oliveira-Filho J, Ezzeddine MA, Segal AZ, Buonanno FS, Chang Y, Ogilvy CS, Rordorf G, Schwamm LH, Koroshetz WJ, McDonald CT (2001) Fever in subarachnoid hemorrhage: relationship to vasospasm and outcome. Neurology 56(10):1299–1304

258. Yoshimoto Y, Tanaka Y, Hoya K (2001) Acute systemic inflammatory response syndrome in subarachnoid hemorrhage. Stroke 32:1989–1993

259. Wartenberg KE, Schmidt JM, Claassen J, Temes RE, Frontera JA, Ostapkovich N, Parra A, Connolly ES, Mayer SA (2006) Impact of medical complications on outcome after subarachnoid hemorrhage. Crit Care Med 34(3):617–623

260. Rincon F, Hunter K, Schorr C, Dellinger RP, Zanotti-Cavazzoni S (2014) The epidemiology of spontaneous fever and hypothermia on admission of brain injury patients to intensive care units: a multicenter cohort study. J Neurosurg 121(4):950–960

261. Diringer MN, Reaven NL, Funk SE, Uman GC (2004) Elevated body temperature independently contributes to increased length of stay in neurologic intensive care unit patients. Crit Care Med 32(7):1489–1495

262. Oddo M, Frangos S, Milby A, Chen I, Maloney-Wilensky E, Murtrie EM, Stiefel M, Kofke WA, Le Roux PD, Levine JM (2009) Induced normothermia attenuates cerebral metabolic distress in patients with aneurysmal subarachnoid hemorrhage and refractory fever. Stroke 40(5):1913–1916

263. Rossi S, Zanier ER, Mauri I, Columbo A, Stocchetti N (2001) Brain temperature, body core temperature, and intracranial pressure in acute cerebral damage. J Neurol Neurosurg Psychiatry 71(4):448–454

264. Diringer MN, Bleck TP, Claude Hemphill J 3rd, Menon D, Shutter L, Vespa P, Bruder N, Connolly ES Jr, Citerio G, Gress D, Hänggi D, Hoh BL, Lanzino G, Le Roux P, Rabinstein A, Schmutzhard E, Stocchetti N, Suarez JI, Treggiari M, Tseng MY, Vergouwen MD, Wolf S, Zipfel G, Neurocritical Care Society (2011) Critical care management of patients following aneurysmal subarachnoid hemorrhage: recommendations from the Neurocritical Care Society's Multidisciplinary Consensus Conference. Neurocrit Care 15(2):211–240

265. Picetti E, De Angelis A, Villani F, Antonini MV, Rossi I, Servadei F, Caspani ML (2014) Intravenous paracetamol for fever control in acute brain injury patients: cerebral and hemodynamic effects. Acta Neurochir (Wien) 156(10):1953–1959

266. Cormio M, Citerio G (2007) Continuous low dose diclofenac sodium infusion to control fever in neurosurgical critical care. Neurocrit Care 6:82–89

267. Carhuapoma JR, Gupta K, Coplin WM, Muddassir SM, Meratee MM (2003) Treatment of refractory fever in the neurosciences critical care unit using a novel, water-circulating cooling device. A single center pilot experience. J Neurosurg Anesthesiol 15:313–318

268. Badjatia N, Strongilis E, Gordon E et al (2008) Metabolic impact of shivering during therapeutic temperature modulation: the bedside shivering assessment scale. Stroke 39:3242–3247

269. Badjatia N, Fernandez L, Schmidt JM et al (2010) Impact of induced normothermia on outcome after subarachnoid hemorrhage: a case–control study. Neurosurgery 66:696–700

270. Lantigua H, Ortega-Gutierrez S, Schmidt JM, Lee K, Badjatia N, Agarwal S, Claassen J, Connolly ES, Mayer SA (2015) Subarachnoid hemorrhage: who dies, and why? Crit Care 19(1):309

271. Naredi S, Lambert G, Edén E, Zäll S, Runnerstam M, Rydenhag B, Friberg P (2000) Increased sympathetic nervous activity in patients with nontraumatic subarachnoid hemorrhage. Stroke 31(4):901–906

272. Lyon AR, Rees PS, Prasad S, Poole-Wilson PA, Harding SE (2008) Stress (Takotsubo) cardiomyopathy–a novel pathophysiological hypothesis to explain catecholamine-induced acute myocardial stunning. Nat Clin Pract Cardiovasc Med 5(1):22–29

273. Lee VH, Oh JK, Mulvagh SL, Wijdicks EF (2006) Mechanisms in neurogenic stress cardiomyopathy after aneurysmal subarachnoid hemorrhage. Neurocrit Care 5(3):243–249

274. Coghlan LA, Hindman BJ, Bayman EO, Banki NM, Gelb AW, Todd MM, Zaroff JG, IHAST Investigators (2009) Independent associations between electrocardiographic abnormalities and outcomes in patients with aneurysmal subarachnoid hemorrhage: findings from the intraoperative hypothermia aneurysm surgery trial. Stroke 40(2):412–418

275. Schievink WI, Wijdicks EF, Parisi JE, Piepgras DG, Whisnant JP (1995) Sudden death from aneurysmal subarachnoid hemorrhage. Neurology 45:871–874

276. Parekh N, Venkatesh B, Cross D, Leditschke A, Atherton J, Miles W, Winning A, Clague A, Rickard C (2000) Cardiac troponin I predicts myocardial dysfunction in aneurysmal subarachnoid hemorrhage. J Am Coll Cardiol 36(4):1328–1335

277. Tung PP, Olmsted E, Kopelnik A et al (2005) Plasma B-type natriuretic peptide levels are associated with early cardiac dysfunction after subarachnoid hemorrhage. Stroke 36(7): 1567–1569

278. Bulsara KR, McGirt MJ, Liao L et al (2003) Use of the peak troponin value to differentiate myocardial infarction from reversible neurogenic left ventricular dysfunction associated with aneurysmal subarachnoid hemorrhage. J Neurosurg 98:524–528

279. Tung P, Kopelnik A, Banki N et al (2004) Predictors of neuro-cardiogenic injury after subarachnoid hemorrhage. Stroke 35:548–551

280. Zaroff JG, Rordorf GA, Ogilvy CS, Picard MH (2000) Regional patterns of left ventricular systolic dysfunction after subarachnoid hemorrhage: evidence for neurally mediated cardiac injury. J Am Soc Echocardiogr 13:774–779

281. Templin C, Ghadri JR, Diekmann J et al (2015) Clinical features and outcomes of Takotsubo (Stress) cardiomyopathy. N Engl J Med 373(10):929–938

282. Malik AN, Gross BA, Rosalind Lai PM, Moses ZB, Du R (2015) Neurogenic stress cardiomyopathy after aneurysmal subarachnoid hemorrhage. World Neurosurg 83(6):880–885

283. Marupudi NI, Mittal S (2015) Diagnosis and management of hyponatremia in patients with aneurysmal subarachnoid hemorrhage. J Clin Med 4(4):756–767

284. Hannon MJ, Behan LA, O'Brien MM, Tormey W, Javadpour M, Sherlock M, Thompson CJ (2015) Chronic hypopituitarism is uncommon in survivors of aneurysmal subarachnoid hemorrhage. Clin Endocrinol (Oxf) 82(1):115–121

285. Hannon MJ, Behan LA, O'Brien MM, Tormey W, Ball SG, Javadpour M, Sherlock M, Thompson CJ (2014) Hyponatremia following mild/moderate subarachnoid hemorrhage is due to SIAD and glucocorticoid deficiency and not cerebral salt wasting. J Clin Endocrinol Metab 99(1):291–298

286. Qureshi AI, Suri MF, Sung GY et al (2002) Prognostic significance of hypernatremia and hyponatremia among patients with aneurysmal subarachnoid hemorrhage. Neurosurgery 50:749–755

287. Diringer MN, Bleck TP, Claude Hemphill J 3rd, Menon D, et al. Neurocritical Care Society (2011) Critical care management of patients following aneurysmal subarachnoid hemorrhage: recommendations from the Neurocritical Care Society's Multidisciplinary Consensus Conference. Neurocrit Care. 15(2): 211–240

288. Mori T, Katayama Y, Kawamata T, Hirayama T (1999) Improved efficiency of hypervolemic therapy with inhibition of natriuresis by fludrocortisone in patients with aneurysmal subarachnoid hemorrhage. J Neurosurg 91:947–952

289. Woo MH, Kale-Pradhan PB (1997) Fludrocortisone in the treatment of subarachnoid hemorrhage-induced hyponatremia. Ann Pharmacother 31:637–639

290. Moro N, Katayama Y, Kojima J, Mori T, Kawamata T (2003) Prophylactic management of excessive natriuresis with hydrocortisone for efficient hypervolemic therapy after subarachnoid hemorrhage. Stroke 34:2807–2811

291. Katayama Y, Haraoka J, Hirabayashi H et al (2007) A randomized controlled trial of hydrocortisone against hyponatremia in patientswith aneurysmal subarachnoid hemorrhage. Stroke 38:2373–2375

第二章
临床病例

Elio Agostoni，Edoardo Boccardi，Marco Cenzato，
Marco Longoni

张楠楠　张丽丽　译　刘业松　苏雅娣　校

本章收录和阐述了一系列不同病理条件下的临床病例。

2.1 病例分析 1

患者女性，49 岁，亚裔。主因突发右侧肢体无力送至急诊室。既往有高血压病史，未经过治疗。同时，3 年前右侧小脑半球出血病史。血管造影未发现动静脉畸形（AVM），但可见 Willis 环主要动脉分支具有弥漫性血管病变。在到达急诊科时，神经系统查体发现右侧肢体偏瘫。

在急救中心进行脑部 CT 扫描发现患者左侧基底核出血，为患者进行急诊 CT 血管造影检查（图 2-1 A 至 C）。

CT 血管造影（图 2-1 D、F 和 G）未发现出血部位附近有动静脉畸形，但发现存在颅脑血管不同程度的弥散性病变（红色箭头），与 3 年前患者在本院的血管造影结果完全一致（图 2-1 E、H 至 J）。患者被收住卒中单元，并对其重要的临床指标进行监测。住院时，神经系统检查显示患者能够睁眼，具有严重语言障碍，右侧肢体偏瘫并伴有痉挛性肌张力过高，左侧肢体可活动（NIHSS 17/42）。

患者住院期间根据不定期舒张压测量结果，给予逐渐强化的降压治疗。在住院后 5 天，患者出现了一定程度的

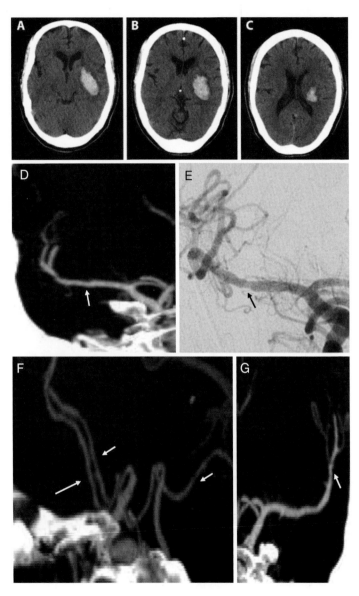

图 2-1

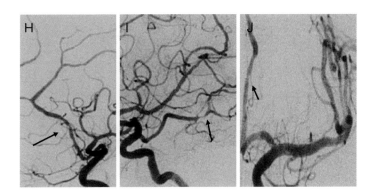

图 2-1 （续）

意识障碍，格拉斯哥昏迷量表评分为 6/15，再次急诊进行脑部 CT 扫描（图 2-2）。

脑部 CT 扫描显示右侧小脑大范围出血，并对邻近结构产生占位效应，第四脑室闭塞。

请神经外科医生紧急会诊，准备进行手术清除血肿和颅后窝减压手术。

手术后头颅 CT（图 2-3）显示小脑血肿完全清除，并有效地降低了占位效应和对第四脑室的损害。最后，可见颅腔内积气，患者被转移到重症治疗病房，并实施了右额部脑室分流术。经过上述的积极治疗后，收到了明显效果。在外科手术治疗 7 天后，患者转回卒中单元，神经系统检查提示患者神志清楚，语言障碍，执行功能障碍，右侧偏瘫，左侧疼痛刺激有反应。

住院 25 天后患者转到康复科进行严重脑功能障碍的康复治疗，mRS 评分 5/6。

讨论

在这个病例中，幕下小脑出血伴有严重神经功能损害是进行外科手术治疗的一个重要指征。由 STICH 研究可知，此类患者进行外科手术治疗往往临床预后较好[1]。

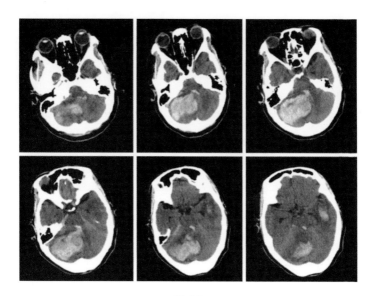

图 2-2

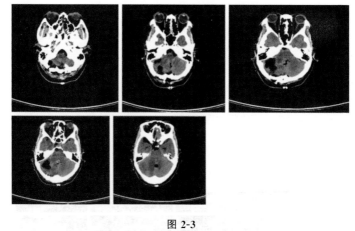

图 2-3

2.2   病例分析 2

抗凝治疗（华法林）过程中并发出血。

患者男性，70 岁，高加索白人，既往有高血压、2 型糖尿病并发视网膜病变，既往右眼视网膜血栓病史；入院前 5 年两次基底核出血病史，未遗留任何后遗症；近期有心脏主动脉瓣换瓣手术和二尖瓣成形术病史。之前一直坚持口服抗血小板药物（100 mg 阿司匹林）、抗凝药（根据 INR 值服用华法林）、降压药物（ACE 抑制剂和 β 受体阻滞剂）、他汀类药物以及口服降糖药物。

入院当天，患者突发完全性失语，并伴反复呕吐。

在急诊室检测 INR 值为 1.86。

当天在急诊行脑 CT 扫描（图 2-4），结果显示左侧基底核大量出血，并破入脑室系统，造成侧脑室占位效应。在急诊室，立即给予凝血酶原复合物（Prothromplex 2000 UI）促凝治疗，最后 INR 值达到 1.2。神经外科医师会诊，考虑到患者的年龄和出血部位，目前没有明确的手术治疗指征。神经系统评估如下：患者昏迷，双眼紧闭，双侧瞳孔不等大，左侧＞右侧，对光反射存在，双侧头眼反射迟钝，右眼角膜直接和同感性反射减弱，双上肢针刺痛觉消失，双下肢针刺检查时肢体轻微弯曲，双侧巴宾斯基征阳性，无脑膜刺激征，呼吸正常伴间歇性打鼾。患者的临床表现严重，并伴有病情进一步恶化，故收入卒中单元。

24 h 后患者 GCS 评分＝3，48 h 后评分继续下降。

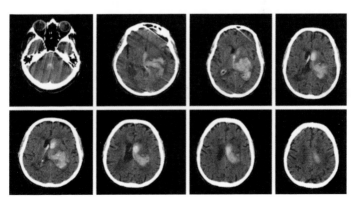

图 2-4

2.3 病例分析 3

患者男性，50 岁，非洲人。既往没有重大疾病病史。因严重持续性头痛 3 天到急救中心就诊。需要指出头痛为突然出现，呈脉冲样剧烈头痛，并伴喷射性呕吐发作。在急救中心临床检查未发现异常。然后进行脑部 CT 扫描（图 2-5）。

CT 扫描发现脑桥旁有一个等或高密度的血凝块影（图 2-5，黄色箭头）。因怀疑为亚急性蛛网膜下腔出血，紧急行脑 CT 血管造影检查，没有发现动脉瘤。随后行腰椎穿刺，检测结果显示脑脊液为黄色，蛋白质正常。确诊为非动

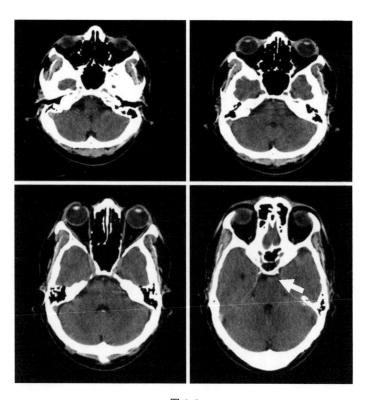

图 2-5

脉瘤性蛛网膜下腔出血。患者转入卒中单元治疗，进行血管造影检查，结果正常（未附数据）。患者临床过程规律，无明显临床症状。于 5 天后出院，约 1 个月后进行了脑 MR 扫描和 MR 血管成像检查。

讨论

在非动脉瘤性蛛网膜下腔出血时，对于采用传统血管造影重复进行检查的方式尚有争论。根据文献报道，这种重复血管造影检查似乎仅在初始检查技术不完备时、发生血管痉挛时或者进一步发生出血时才有意义[2]。

2.4 病例分析 4

患者女性，80 岁，高加索人，主因突发右侧偏瘫来急救中心就诊。既往慢性阻塞性肺疾病和骨质疏松病史。患者未进行过抗血小板或抗凝治疗。急诊科神经系统检查可见右侧肢体无力，NIHSS 评分为 8/42。

立即进行脑部 CT 扫描（图 2-6），显示左侧额叶皮质-皮质下顶叶区出血性损害，并有少量血液流入邻近的皮质脑沟中，在脑室后角处有明显的血液痕迹，右颞叶皮质-皮质下区有明显的低密度区，伴随一定程度的颞角扩大。综合这些出血特征，立即进行 CT 血管成像，以进一步明确诊断（图 2-7）。

CT 血管成像没有发现动静脉畸形或动静脉瘘。最后，神经外科医生考虑到患者的年龄和临床状况，认为该患者不适合进行外科手术清除血肿。患者被收到卒中单元给予持续监测。14 天后患者 mRS 评分为 4 分，BI 为 10/100，转至康复中心继续治疗。建议患者出院 2 个月后复查头颅MR。患者出院 5 个月后，再次因为突发左侧肢体运动障碍，并伴有恶心、呕吐和低热而到急救中心就诊。到急救中心时，患者处于昏迷状态，查体可见右侧肢体偏瘫（为后

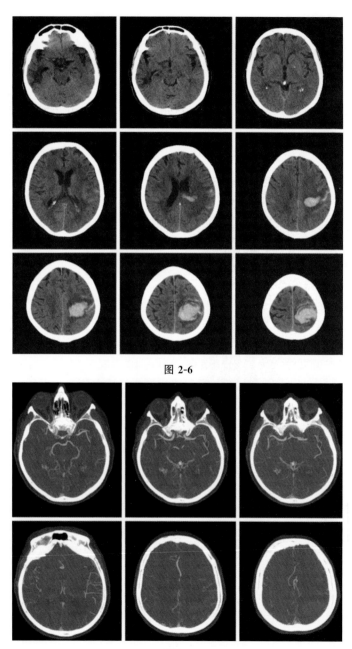

图 2-6

图 2-7

遗症）和轻微的左侧肢体活动障碍（NIHSS＝30/42），不能配合其他临床检查。立即进行脑 CT 扫描（图 2-8）。

　　脑 CT 扫描显示额叶基底部和右额极处脑实质出血（轴面最大面积约为 5.6 cm×4.2 cm），并可见血肿周围包绕着中等程度水肿，造成同侧额角不连续的占位效应，出现中线结构稍向对侧移位。患者收住卒中单元，没有需要外科手术治疗的指征。14 天后，患者临床体征变化不明

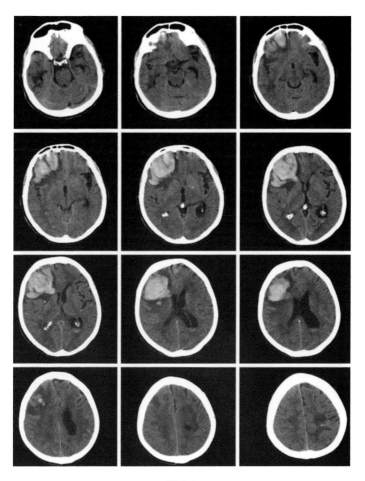

图 2-8

显，mRS 评分为 5 分，转到神经重症病房进行治疗。根据患者的临床和仪器检查情况，最后诊断为淀粉样脑血管病。

2.5   病例分析 5

患者男性，74 岁，高加索人，既往高血压病史，因脑部 CT 扫描显示蛛网膜下腔出血而由另一家医院转入。

神经内科情况：患者有局灶性神经功能缺损，GCS 为 15/15。立即进行 CT 血管成像和脑部 CT 扫描（图 2-9 和图 2-10）。

脑部 CT 扫描确诊在脑基底池和外侧裂处存在蛛网膜

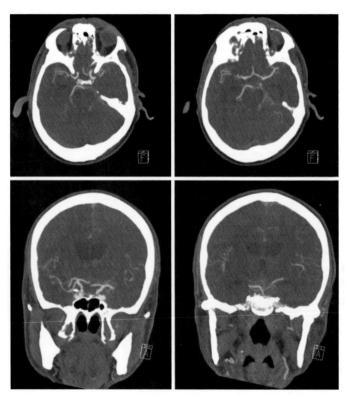

图 2-9

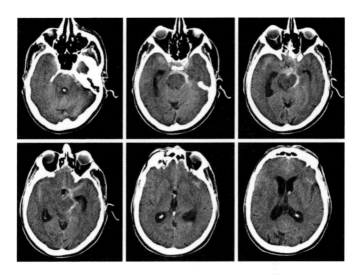

图 2-10

下腔出血，同时在第三和第四脑室内也有出血，并伴随轻度脑室扩张。CT 血管成像没有显示任何提示动脉瘤性血管扩张的影像。神经外科医生会诊建议进行脑血管造影（图2-11）。

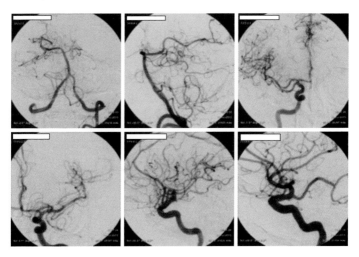

图 2-11

血管造影确定患者无动脉瘤性血管扩张和脑动静脉畸形，患者收至卒中单元进行临床监护治疗。临床神经系统查体未见异常，GCS＝15/15。患者有急性持续性头痛（VAS 7/10），并对对乙酰氨基酚（扑热息痛）有较好的疗效。考虑到患者第一次进行脑 CT 扫描可见蛛网膜下腔出血，决定在患者发病 2 周时复查血管造影。第二次血管造影的结果也正常，因此除外了导致患者出血的颅内血管畸形病因。患者在住院 20 天时，无明显不适症状，故出院。

讨论

如前所述，通常非动脉瘤性蛛网膜下腔出血患者不需要重复进行血管造影。在这个病例中我们这样做，是因为在第一次 CT 扫描时可见轻度脑积水，以及具有不典型中脑周围 SAH 的出血量。

2.6 病例分析 6

患者男性，29 岁，高加索人，病史基本明确，主因夜间间断性意识丧失、小便失禁和持续性颈部疼痛而引起关注。在医护人员的帮助下，发现患者发病最初出现意识丧失，10 min 后意识转清，没有神经功能缺损的表现。患者到我们急救中心时，GCS＝15，进行了脑部 CT 扫描（图 2-12）和 CT 血管成像（图 2-13）。

脑部 CT 扫描显示在基底池、延髓周围、脑桥旁区和大脑外侧裂中有弥漫性蛛网膜下腔出血。

CT 血管成像发现有三个部位的动脉瘤，一处位于左侧小脑后下动脉（PICA）（图 2-13 无尾箭头处），其次右侧颈内动脉发现两个动脉瘤，分别在床突上段（图 2-13 黑色箭头）和颈内动脉顶点（图 2-13 红色箭头）。

在神经介入科医生和神经外科医生会诊后，认为适合

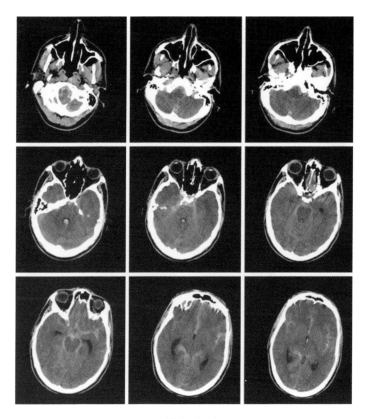

图 2-12

进行血管内治疗。由于蛛网膜下腔出血的责任血管不能确定，因此选择对所有动脉瘤进行治疗。

在全身麻醉下进行脑血管造影。

血管造影证实：左侧小脑后下动脉（PICA）起始处有一宽颈动脉瘤样扩张（图 2-14 A 至 C），右后交通动脉起始处可见动脉瘤样扩张，并发现右颈内动脉末端进一步扩张（图 2-14 F 至 I）。治疗从三个动脉瘤开始，首先是左侧 PICA 动脉瘤（图 2-14 D 和 E），然后治疗远端的动脉瘤（颈动脉末端），治疗之前首先进行右颈动脉闭塞（图 2-14 L 和 M），之后应用铂金弹簧圈行近端的动脉瘤阻断（图 2-14 N 和

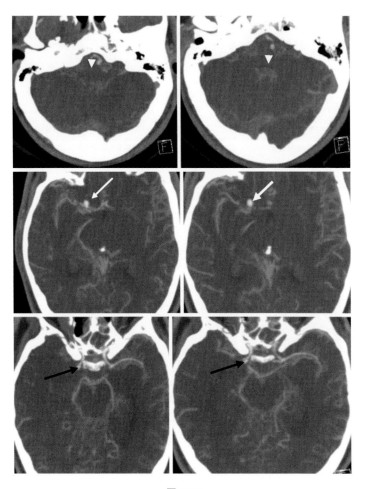

图 2-13

O)（右后交通动脉）。最后检查显示动脉瘤全部闭塞，没有发现载瘤血管的闭塞（图 2-14 D、E、P 和 Q）。

术后进行脑 CT 扫描（图 2-15）可见脑室增大，因此决定进行脑室外引流术。随后将患者转入神经重症监护病房进行 ICP 监测和经颅多普勒超声检查。给予口服尼莫地平和静脉输注晶体液治疗，以维持其高血容量状态。经颅多普勒超声显示所有脑血管的动脉血流速度均开始增加后，

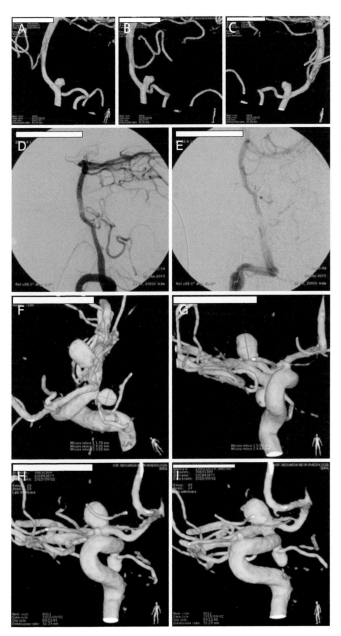

图 2-14

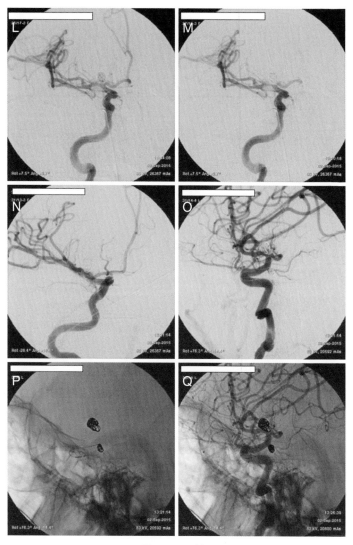

图 2-14 （续）

立即进行颅内 CT 血管成像（未给出数据），并证实了超声所提示的早期血管痉挛。因此，决定对患者进行血管造影（图 2-16），并通过动脉内注射尼莫地平治疗血管痉挛。

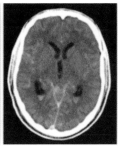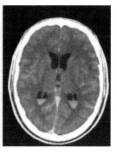

图 2-15

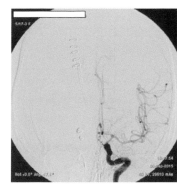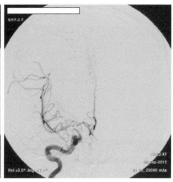

图 2-16

连续监测显示开始时一些速度测量值并不稳定，然后持续降低，直至回到正常值。在临床上，患者出现体温升高和嗜睡，但没有出现局灶性神经功能缺损。第 5 天，患者从神经重症监护病房转到卒中单元。除颈项强直外，临床神经系统查体正常。第 13 天予拔除脑室外引流管。第 27 天，患者临床表现正常，mRS 1/6，出院。

讨论

该病例依据患者动脉瘤的部位进行了血管内治疗，而不是外科手术治疗。从 ISAT 试验可知，动脉瘤破裂进行血管内治疗更加安全，且与手术夹闭的疗效相同[3]。

在多发性动脉瘤且不能确定蛛网膜下腔出血责任血管

的患者中，可以考虑同时进行多次血管内弹簧圈栓塞治疗，正如本病例所示[4-5]。

2.7　病例分析7

患者女性，45岁，南美裔，主因突发偏头痛和意识混乱送至急诊科。神经系统检查显示颈项强直和颈项部头痛，应用格拉斯哥昏迷量表（GCS）评分评估神经系统，结果为正常（15分）。

患者既往有焦虑、抑郁和滥用药物（可卡因）病史。患者在急诊进行了脑CT扫描检查（图2-17）。

脑部CT扫描显示大脑鞍上池和外侧裂出血，主要位于右侧。Hunt-Hess量表评估为2级，Fisher量表评估为2级。

CT血管造影（图2-18）显示在右侧颈内动脉基底部囊状动脉瘤（见箭头）。

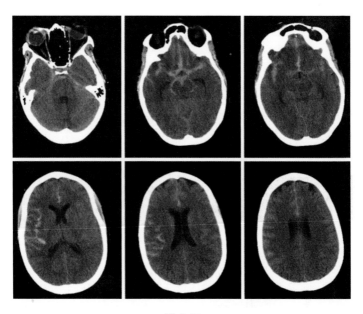

图 2-17

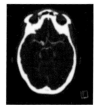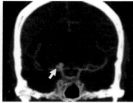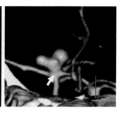

图 2-18

经病例讨论，决定在全身麻醉条件下进行急诊血管内治疗。

患者接受血管内治疗（图 2-19 至图 2-21），用可控性、可拆卸的铂金线圈进行动脉瘤栓塞（图 2-19 A 和 B，见箭头）。最后检查显示动脉瘤囊几乎完全栓塞，载瘤动脉血流正常（图 2-20 A 和 B；图 2-21 A）。患者术后进入 ICU 进行监护治疗，并给予口服尼莫地平预防脑血管痉挛。

患者在术后第 1～4 天没有明显的病情变化，转回卒中单元。患者在蛛网膜下腔出血（SAH）后第 7 天，出现左侧肢体无力。经颅多普勒超声（TCD）显示大脑中动脉（MCA）血流速度明显加快，特别是右侧，Lindegaard 指数为 5.6。脑 CT 检查未发现早期低密度病灶的证据（未显示）。CT 血管造影（CTA）显示存在弥漫性脑血管痉挛（无数据），特别是右侧颈动脉。患者转回 ICU，给予镇静

治疗前

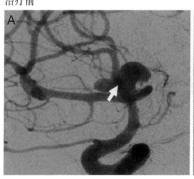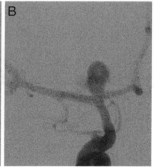

图 2-19

治疗后

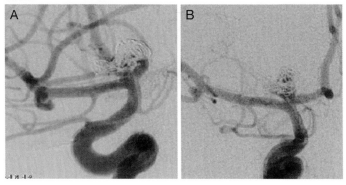

图 2-20

最后检查

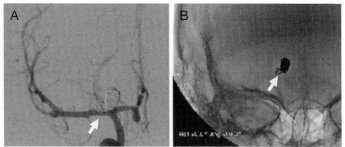

图 2-21

和低温治疗。患者临床症状稳定，左侧肢体持续偏瘫。因此，进行脑血管造影并处置脑血管痉挛。开始脑血管造影（图 2-22 A）后经动脉灌注尼莫地平。第 2 天，临床诊断血管痉挛仍然持续存在，因此，决定于右侧大脑中动脉狭窄处进行经皮经腔球囊扩张血管成形术（PTA）。

血管造影图像（图 2-22 B）显示大脑中动脉（MCA）近端血流逐步恢复，伴有明显的远端血管持续痉挛。脑 CT 扫描（未显示数据）显示脑深部基底核低密度病灶。临床上，患者左下肢功能逐渐改善，而左上肢仍持续无力，并伴有痉挛性肌张力增高。常规经颅多普勒超声

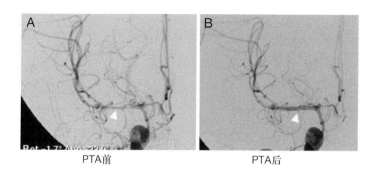

PTA前　　　　　　　　　　　　PTA后

图 2-22

（TCD）诊断性监测显示患者在蛛网膜下腔出血（SAH）18 天后血管痉挛逐渐缓解。钙通道阻滞剂（CCB）治疗一直持续到第 21 天后停药。患者在出院前进行了头 CT 检查（图 2-23）。

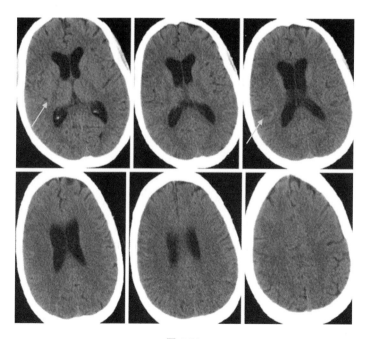

图 2-23

CT 扫描没有发现新的缺血性病灶，也没有脑积水的表现。在基底核和右侧岛盖处可以见到病变。同时，在出院前进行了磁共振波谱检查（MRS）。

讨论

在本例中，发生长期和严重血管痉挛的原因可与 SAH 一同进行解释，正如文献报道可能是因为可卡因滥用[6]。

关于脑血管痉挛的最佳治疗方法，文献中的数据很多，但没有确凿的结论。应用口服尼莫地平作为预防方法是基于循证医学的唯一治疗方法[7]。在本病例中，我们首先应用尼莫地平通过血管内给药进行治疗[8]。尽管进行了这种血管内治疗，但由于临床病情恶化，我们决定进一步采用侵入性治疗方法，即应用血管成形术。一些病例报告支持这种血管内手术[9]；然而，在我们的病例中尽管采用了血管成形术，患者仍发生了脑梗死。

2.8　病例分析 8

患者女性，72 岁，高加索人，既往高血压、血脂异常和甲状腺功能减退病史。患者由于突发严重意识混乱在外院治疗，颅脑 CT（未提供）显示出血性病变，伴有水肿。急诊行颅脑磁共振成像（MRI）（图 2-24）。

颅脑磁共振成像（MRI）证实出血伴水肿向周围区域扩大（图 2-24 星号所示）。注射钆剂强化后在颞叶和顶叶区域可见血管匐行/环状结构改变（图 2-24 箭头所示），与动静脉瘘的静脉引流表现一致。

外院心电图（ECG）结果提示心房颤动，患者此前并未发现心房颤动，也没有任何临床症状。进行临床评估后，给予患者抗凝治疗（全剂量低分子量肝素）：一方面治疗心房颤动；另一方面，考虑到脑出血（ICH）

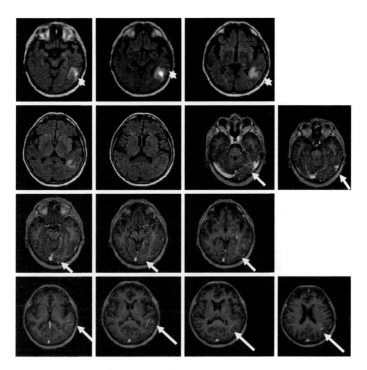

图 2-24

可能是由血管畸形的静脉内血栓形成引起的出血性梗死（红色梗死）。

入院第 7 天，将患者转移到卒中单元进行血管内治疗，并进行了脑血管造影。

患者在全身麻醉下进行了初步血管造影检查（图 2-25），证实在左侧横窦内存在硬脑膜动静脉瘘（DAVF），并接收来

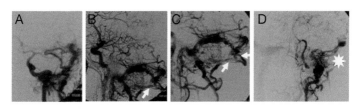

图 2-25

自左枕动脉（图 2-25 箭头所示）和左侧椎动脉（图 2-25 D
星号所示）分支的血流供应。

　　给予血管内治疗（图 2-26）。将弹簧线圈放入左横窦
（图 2-26 箭头所示），然后灌注栓塞材料（图 2-26 无尾箭头
所示），使静脉起始部和一些供血动脉完全闭塞。

　　最后再次进行血管造影（图 2-27），可见动静脉瘘完
全消除。患者在手术后第 5 天出院，神经系统检查未发现
明显异常，颅脑 CT 扫描可见早期的水肿和出血等表现
消退。

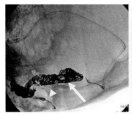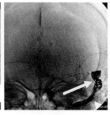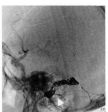

图 2-26

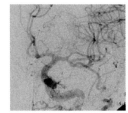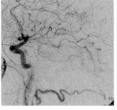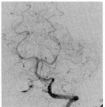

图 2-27

2.9　病例分析 9

　　患者女性，高加索人。由于母亲患吸收不良综合征，
于其孕 36 周时早产，出生后大脑和身体发育正常，既往
左眼睑板腺囊肿切除术、扁桃体及腺样体切除术病史。患
者对灰尘和猫毛过敏。因患 β-溶血性链球菌相关性心内膜

炎而进行每月一次青霉素治疗（因此，心内科对患者进行定期随访）。患者平时口服雌–孕激素治疗子宫不规律出血。

本次患者无明显诱因突发头痛，以颈项区为著，并伴有右侧肢体无力、言语不清，持续 45 min。患者在另一家医院急诊科接受颅脑 CT 增强扫描。结果显示左侧基底核出血，伴有左侧额部动静脉畸形破裂所致的蛛网膜下腔出血，并疑似有动脉瘤。患者转入 HUB 医院神经外科进行血管造影检查（在全身麻醉条件下，以备进行血管内治疗），结果证实了在左侧半球与左侧脑室毗邻的动静脉畸形的疑似诊断，血管巢在尾状核，在此区可检测到假性动脉瘤样扩张（引起出血的可能原因），此外，还可见大脑内静脉的深静脉引流。

患者后来转到康复门诊治疗，因其病变的部位不考虑进行手术治疗。3 个月后，患者再次住院，准备接受血管内治疗联合伽玛刀放射外科治疗。

给予血管造影检查（图 2-28），证实了已知的左侧基底核动静脉畸形，病灶内血管造影显示动脉瘤是出血的可能原因（图 2-28 星号所示）。术中将微导管置入动脉瘤性扩张的分流动脉分支后，通过选择性注射氰基丙烯酸酯来栓塞假性动脉瘤及其分流分支（图 2-28 无尾箭头所示）。影像学随访显示扩张的血管已完全闭塞（图 2-28 箭头所示）。术后进行定期随访。患者在进行脑部 MRI（图 2-29）和血管造影立体定位对靶标准确定位（图 2-30）后，进行了伽玛刀放射外科治疗。

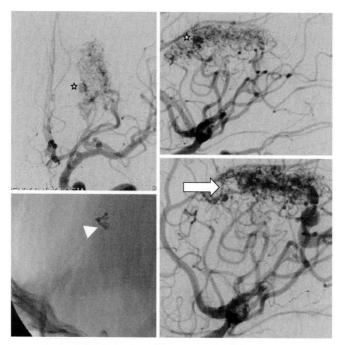

图 2-28

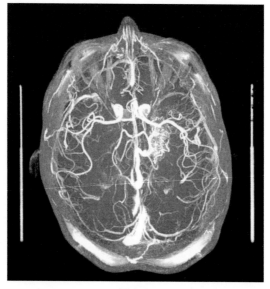

图 2-29

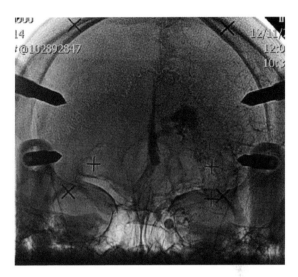

图 2-30

2.10 病例分析 10

患者为 7 岁男孩，高加索人。主因突发头痛、呕吐，并摔倒在地而就诊于某外院急诊科。仪器检查显示由于脑动静脉畸形引起的右顶叶脑出血。患者随后转到我院进行更详细的检查和外科治疗。收入神经外科后，神经系统查体仅发现观念运动性失用，并伴有无局灶性功能障碍的非主观性嗜睡倾向。随后进行的颅脑 CT 检查显示右顶叶脑出血（数据未显示）。

患者入院后第 1 天，在镇静状态下进行血管造影（图 2-31）。血管造影诊断为右顶叶动静脉畸形（图 2-31 A 至 D，见箭头），伴有浅静脉和深静脉引流以及在顶区大脑中动脉分支移位的证据（图 2-31 C 圆圈所示）。在住院期间，患者神经系统病情稳定。外科会诊进行了磁共振示踪成像以准确定位运动路径（数据未显示），检查证实顶叶区血肿没有累及锥体束。出血 8 天后，患者接受了外科血肿清

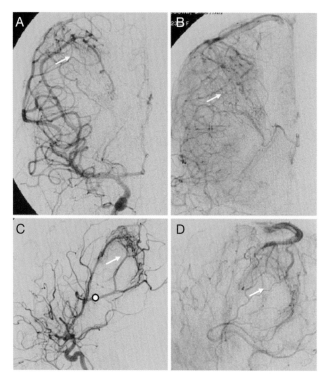

图 2-31

除术，切除了除动静脉畸形血管巢传入血管（大脑中动脉分支）以外的全部病灶，并维持静脉皮质引流，这也代替了周围脑实质的正常静脉引流。手术后定期随访，没有发现神经功能障碍。血管造影显示动静脉畸形被完全去除（图 2-32）。

患者出院前行头部 CT 检查，结果未见术后并发症（图 2-33）。

患者于手术后 3 天出院，神经系统检查正常。

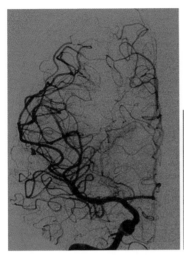
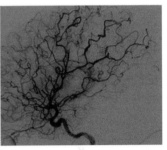

图 2-32

2.11　病例分析 11

患者女性，56 岁，南美人，病史基本明确，主因突发剧烈头痛入院。

患者在急诊科进行神经系统检查，除了颈项强直、Kernig 征和 Brudzinski 征阳性以外，其余正常。

进行了急诊颅脑 CT 扫描（图 2-34），显示基底核蛛网膜下腔出血，主要波及左侧大脑外侧裂（图 2-34 星号所示）。

颅内 CT 血管造影显示疑似左侧颈动脉循环的动脉瘤破裂（图 2-35）。

CT 血管造影证实左侧大脑中动脉分叉处动脉瘤样血管扩张，最大直径为 11 mm（图 2-35 A 星号所示）。患者于清晨 2 点收入神经外科病房（于夜间 24 点到达急诊科）。患者予禁食，观察病情变化，以便第二日上午进行脑血管造影术（图 2-36）。

血管造影证实存在左侧大脑中动脉动脉瘤（图 2-36，

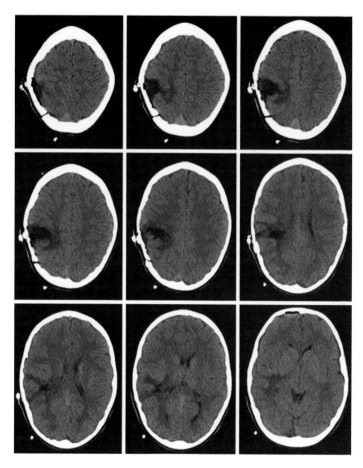

图 2-33

红色箭头），Willis 环或椎-基底动脉环的主干分支无进一步扩张。分组讨论后，考虑到动脉瘤的定位和解剖特征，决定进行动脉瘤夹闭手术。患者进行术前准备，没有剃头就进行了手术（术前使用消毒洗发剂）。手术后，患者首先进入神经重症监护室，48 h 后转入神经外科病房。给予患者口服钙离子拮抗剂预防血管痉挛，并连续进行多普勒超声监测，没有发现血管痉挛征象。患者于第 14 天出院，无不适表现，出院时，CT 血管造影（图 2-37）显示手术部位

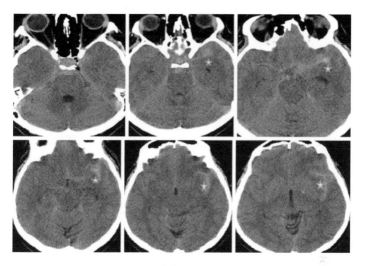

图 2-34

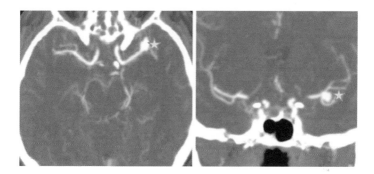

图 2-35

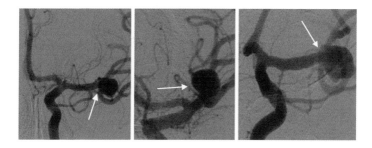

图 2-36

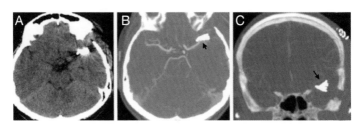

图 2-37

周围的大脑中动脉分支通畅（图 2-37 B 箭头），没有发现血管痉挛征象，也没有出现开颅手术并发症。

讨论

位于大脑中动脉的动脉瘤破裂与否，代表手术入路的最佳靶点。事实上，尽管 ISAT 试验显示了动脉瘤破裂患者进行血管内介入治疗的优越性，但 MCA 分叉处动脉瘤亚组的患者进行外科手术治疗的预后更好[3]。

参考文献

1. Mendelow AD, Gregson BA, Fernandes HM, Murray GD, Teasdale GM, Hope DT, Karimi A, Shaw MD, Barer DH, STICH investigators (2005) Early surgery versus initial conservative treatment in patients with spontaneous supratentorial intracerebral haematomas in the International Surgical Trial in Intracerebral Haemorrhage (STICH): a randomised trial. Lancet 365(9457):387–397
2. du Mesnil de Rochemont R, Heindel W, Wesselmann C et al (1997) Nontraumatic subarachnoid hemorrhage: value of repeat angiography. Radiology 202:798
3. Molyneux A, Kerr R, Stratton I et al (2002) International Subarachnoid Aneurysm Trial (ISAT) of neurosurgical clipping versus endovascular coiling in 2143 patients with ruptured intracranial aneurysms: a randomised trial. Lancet 360:1267–1274
4. James Ling A, D'Urso PS, Madan A (2006) Simultaneous microsurgical and endovascular management of multiple cerebral

aneurysms in acute subarachnoid haemorrhage. J Clin Neurosci 13:784–788

5. Xavier AR, Rayes M, Pandey P, Tiwari A, Kansara A, Guthikonda M (2012) The safety and efficacy of coiling multiple aneurysms in the same session. J Neuro Intervent Surg 4(1):27–30

6. García-Bermejo P, Rodríguez-Arias C, Crespo E, Pérez-Fernández S, Arenillas JF, Martínez-Galdámez M (2015) Severe cerebral vasospasm in chronic cocaine users during neurointerventional procedures: a report of two cases. Interv Neuroradiol 21(1):19–22

7. Dorhout Mees SM, Rinkel GJ, Feigin VL, Algra A, van den Bergh WM, Vermeulen M, van Gijn J (2007) Calcium antagonists for aneurysmal subarachnoid haemorrhage. Cochrane Database Syst Rev (3):CD000277

8. Bashir A, Andresen M, Bartek J Jr, Cortsen M, Eskesen V, Wagner A (2016) Intra-arterial nimodipine for cerebral vasospasm after subarachnoid haemorrhage: influence on clinical course and predictors of clinical outcome. Neuroradiol J 29(1): 72–81

9. Choi BJ, Lee TH, Lee JI, Ko JK, Park HS, Choi CH (2011) Safety and efficacy of transluminal balloon angioplasty using a compliant balloon for severe cerebral vasospasm after an aneurysmal subarachnoid hemorrhage. J Korean Neurosurg Soc 49(3):157–162. Epub 2011 Mar 31

第三章
临床组织管理路径

Valentina Oppo，Valentina Perini

赵 萌 周立富 译 李建全 卢利红 校

由于出血性脑卒中患者具有在常规状态下随时可能病情加重的高风险，因此属于临床急症，并需要立即进行处理。事实上，超过 20% 患者的格拉斯哥昏迷量表（GCS）评分会迅速下降，但若在发病后 1 h 内进行干预，这种危险会降低 2 分或更多[1]。

3.1 管理

3.1.1 院前管理

建议急救人员要经过适当的专业培训，能够识别卒中的早期临床征象，并能够对这一阶段的患者进行正确管理，在此期间需要进行下列工作：

- 气道、呼吸、循环状态评估
- 监测生命体征（呼吸、脉搏、血压、血氧饱和度）
- GCS 评分
- 辛辛那提院前卒中量表（CPSS）
- 将患者运送到最近和最合适的医院进行卒中治疗[2]

此外，收集患者必要的信息也很重要，如临床症状出现的时间及治疗和用药史。

3.1.2　医院管理

美国心脏协会/美国卒中协会（AHA/ASA）推荐使用评估工具，以便客观量化地评估每一位患者的病情严重性[3]。美国国立卫生研究院卒中量表（NIHSS）是一个很有价值的工具[4-5]。然而，由于脑出血患者常发生意识改变而限制了 NIHSS 评分的临床应用，因此，可能更适于应用 ICH 评分[6-7]。

单纯从临床表现不能区分缺血性脑卒中与出血性脑卒中，因为两者都是以神经系统受损症状的急性发作为特征。然而，有些症状可提示出血性脑卒中的危险，如严重头痛、呕吐，收缩压＞220 mmHg，意识水平下降，甚至昏迷，在数小时或数分钟内症状急剧进展[8]。

在急性脑缺血与脑出血的鉴别诊断中，根据各国和国际主要学术团体 〔AHA/ASA、欧洲卒中组织（ESO）、卒中预防和教育普及计划（SPREAD）〕[3,9-10]的指南，脑 CT 扫描仍被认为是金标准。事实上，虽然梯度回波和 T2 加权成像 MRI 在脑出血超急性期的诊断中比 CT 扫描更敏感[11-12]，但其使用受到了多种因素的限制，包括检查时间、费用、与急诊区的距离和患者的耐受力等[13]。

脑实质出血分为原发性（80％患者与高血压或淀粉样脑血管病有关）和继发性（主要与动静脉畸形、动脉瘤、肿瘤、脑静脉血栓形成有关）出血。这种分型差异与治疗和预后相关，如怀疑是继发性脑出血则需更详细地做出进一步的病因诊断。

AHA/ASA 指南指出了应高度怀疑为继发性脑出血的因素[3]，如年龄（＜65 岁）、女性，及没有吸烟、高血压或凝血功能障碍等危险因素，或者病变部位不典型（脑叶出血）或脑室出血扩大[14-15]。

如需要进行更详细的诊断，必须进行以下辅助检查：脑部 MRI、磁共振血管造影（MRA）以及 CT 血管造影（包括静脉序列）。如临床或放射学高度怀疑此类疾病，则需进行 DSA 检查[3]。

患者发生脑出血后早期临床症状加重的原因主要是由于发病 1 h 内血肿体积的扩大，这种病情变化对于患者预后具有不良影响，并且与死亡率增加明显相关。因此，鉴别脑血肿扩大的高危患者非常重要。

为此，AHA/ASA 指南推荐使用造影剂进行 CT 血管造影和脑 CT 扫描[3]，可检测到所谓的"点征"，即造影剂渗漏的血肿面积大小，其与出血性病变血肿进一步扩大的危险性相关[16-17]。

AHA/ASA 指南建议在发生脑出血时应立即进行以下实验室检查[3]：血细胞计数、血清电解质、尿素氮、肌酐、血糖（高血糖与患者预后不良有关）、肝功能、国际标准化比值（INR）、活化部分凝血活酶时间（APTT；用于确定凝血水平，特别是在患者进行抗凝治疗时）、肌钙蛋白（肌钙蛋白增高已被证实与患者预后不良有关)[18-19]。

一旦患者被确诊，ESO 指南建议立即将患者转送至卒中单元或有专业医护人员的重症监护病房[9]。在这些特定环境下接受治疗的患者，要比在一般病房接受治疗的患者死亡率和残疾率更低[20]。

然而，与缺血性脑卒中相比，很少有临床医疗中心对于出血性脑卒中开展具体的专业化管理工作，以确保出血性脑卒中得到及时救治。神经重症护理学会强调在脑出血时及时治疗高血压和凝血功能障碍对于患者有益，这些治疗必须在急诊科时就要开始[21]。

3.2 内科治疗

3.2.1 止血和凝血

脑出血常见于接受抗凝或抗血小板治疗的患者，或是先天性或后天性凝血因子缺乏症，以及先天性或后天性血小板数量或功能异常。

对于凝血因子缺乏和血小板功能障碍患者，AHA/ASA 指南推荐给予相关凝血因子和血小板静脉输注[3]。

目前需要补充血小板的阈值尚不清楚，但低于该阈值时，建议静脉输注浓缩血小板。根据 SPREAD 指南，$50\,000/mm^3$ 应被视为阈值[10]，但必须因人而异，因为在有些条件下需要输注更多血小板以达到更高的值（如需要神经外科手术的患者，尤其是大量出血的患者）。

对于静脉注射肝素治疗的患者，建议静脉注射硫酸鱼精蛋白，剂量为 1 mg/100 U 肝素（最大剂量 50 mg），应用剂量必须根据肝素给药后的时间进行校正[3,22]。接受低分子量肝素（LMWH）治疗的患者，可以给予类似的剂量，但它们逆转药物作用的效果可能不完全[21]。

如果应用维生素 K 拮抗剂抗凝治疗的患者出现脑出血，AHA/ASA 指南明确指出要给予维生素 K 治疗[3]，但其对 INR 校正的影响，在给药后早期的治疗效果不明显。维生素 K 在给药 2 h 后开始起效，24 h 后药效达到高峰[23]。

为立即纠正 INR，可以使用新鲜冰冻血浆。但新鲜血浆需要交叉配血，并与过敏反应和病毒感染传播的风险有关。而且，通常需要大量的血浆[24]。

浓缩凝血酶原复合物（PCC）与 3 因子复合物（Ⅱ、Ⅸ、Ⅹ因子）和 4 因子复合物（还包含Ⅶ因子）的效果相似。它不需要交叉匹配、可快速应用，所需剂量小（20～40 ml），并且能够快速恢复 INR（数分钟内）[25]。

根据 AHA/ASA 指南，PCC 的安全性和有效性优于新鲜冰冻血浆[3]。它有引发血栓性疾病的相关危险，但并不是很高[25]。

重组活化因子Ⅶ（rFⅦa）能够快速恢复 INR，但它不能取代所有的维生素 K 依赖因子，也不能完全恢复凝血酶产生[26]。由于这个原因，AHA/ASA 指南不推荐使用[3]。

相反，ESO 2014 指南强调目前没有直接对比新鲜冰冻血浆、凝血酶原复合物和 rFⅦa 有效性的试验，因此并没有对使用止血药物的类型提出任何建议[9]。

目前，关于目标 INR 值没有一致意见：其范围从＜1.3 到＜1.5[27]。

对于使用新型口服抗凝剂的患者，尚没有药物被证明能够有效逆转这些分子的药理作用。如果在服用最后剂量的 2 h 内服用活性炭能有效减少药物的吸收。PCC 和 rFⅦa 似乎有助于逆转直接凝血酶抑制剂（达比加群）的活性[28]。

血液透析已被认为是清除达比加群的一种有效方法，但对利伐沙班及阿哌沙班效果较差，因为二者的蛋白结合率较高[3]。由于缺乏相关课题研究的支持，ESO 指南在此方面无任何建议[9]。

一些研究已证实，给予 rFⅦa 对未采取抗凝或抗血小板治疗的颅内出血患者治疗有效。虽然观察到血肿体积扩大受到限制，与更好的临床预后相关，但在 AHA/ASA、ESO 和 SPREAD 指南中不推荐应用该方法[3,9-10]，因为它能够增加血栓栓塞的危险[29]。

至于深静脉血栓形成（DVT）的预防，没有迹象表明使用弹力袜的临床有效性。最近 CLOTS3 研究已经证明使用间歇性充气加压治疗的临床有效性[30]，实际上这已包含在 ESO 和 AHA/ASA 指南的建议中[3,9]。

根据 AHA/ASA 指南，一旦记录出血已经停止，出血后 4～5 天，可以考虑应用 LMWH[3]，而 ESO 2014 指南则强调没有证据表明 LMWH 预防的益处，关于其应用的时机，现有的研究还没有确凿证据[9]。同时，这种治疗似乎与脑出血的危险性增加无关[31]。

AHA/ASA 指南建议在脑出血期间出现症状性 DVT 或肺栓塞时，应使用全身抗凝剂或者应用留置或临时腔静脉过滤器[3]。这两种治疗方法的选择取决于以下几个因素：出血时间、血肿的稳定性、出血的原因以及患者的总体临床状况[32]。

3.2.2 血压管理

高血压是脑出血患者最常伴发的疾病，由多种因素引起：既往存在高血压、神经内分泌的应激反应、颅内压增高反应。这种状态可以引起血肿体积增大，神经系统症状加重，死亡率和致残风险增加[33]。

已经证实，对正在接受强化降压治疗的高血压患者［收缩压（SBP）目标＜140 mmHg］进行脑灌注 CT 扫描，结果显示血肿周围区域的血流没有减少[34]。INTERACT 研究 1 和 2 的结果表明，与标准治疗（目标 SBP＜180 mmHg）相比，脑出血早期给予积极降压治疗（目标 SBP＜140 mmHg）安全且有效。研究表明这种方法不但安全，而且接受积极降压治疗的患者获得了更好的功能恢复和更佳的生活质量。但是没有证据表明这种方法对血肿体积增加的阳性影响[35-36]。

根据所得结果，AHA/ASA 2015 和 ESO 2014 指南认为高血压的强化治疗安全，并有潜在的效果[3,9]。

根据 AHA/ASA 指南，对于初始 SBP＞220 mmHg[3] 的患者，达到目标血压 140 mmHg 可能并不容易。在这种情况下，推荐了一种积极的治疗方法，即通过持续静脉输注药物来降低血压，并持续监测血压。

2012 SPREAD 指南提出以下建议[10]：

● SBP＞200 mmHg 或平均血压＞150 mmHg：持续静脉

输注药物积极治疗，每 5 min 监测一次血压。

- SBP＞180 mmHg 或平均血压＞130 mmHg，怀疑或有
  颅内压增高的证据：持续静脉输注或静脉推注降压
  药物。
- SBP＞180 mmHg 或平均血压＞130 mmHg，临床无
  颅内压增高：持续静脉输注或推注，目的是轻微降低
  血压（SBP 160 mmHg）；必须每 15 min 评估一次患
  者的临床状态。

AHA/ASA 指南并没有关于使用降压药物的具体建
议[3]，在 SPREAD 指南中提及拉贝洛尔、乌拉地尔、呋塞
米和硝普钠，所有药物均可以分剂量静脉注射[10]。

3.2.3   血糖管理

脑出血发病时高血糖水平与死亡和致残的风险增加相
关；因此，建议对没有糖尿病的患者纠正血糖水平[37]。然
而，持续输注胰岛素治疗因存在发生低血糖的危险而未被
推荐。

尽管目前尚不清楚急性阶段应维持的目标血糖水平，
但推荐密切监测患者血糖水平（每天测量 3 次血糖），甚至
包括没有糖尿病史的患者，以避免高血糖或低血糖的发生。
一般当血糖＞200 mg/dl 时，需使用胰岛素进行纠正。

3.2.4   体温管理

高热已被证明是预后不良的独立危险因素[38]。尽管有
这一前提，但尚未证明药物治疗对预后有益[39]。

AHA/ASA 指南推荐对于高热进行临床治疗[3]。在早
期治疗方面，与 ESO 指南一致，同时明确建议无须进行高
热的预防性治疗[9]。

3.2.5 癫痫发作管理

脑出血时癫痫的发生率约为 16%，主要发生在发病后第 1 周或脑叶出血时[40-41]。

由于预防性使用抗癫痫药物可能导致患者预后不良，因此并不推荐使用[3]。SPREAD 和 AHA/ASA 指南推荐对癫痫发作患者进行药物治疗[3,9]，对于意识障碍患者通过脑电图（EEG）监测发现有癫痫发作时也推荐使用药物治疗[3]，尽管这些癫痫发作属于亚临床发作。因此，当患者存在意识障碍，无法根据血肿特征进行判断时，则推荐对其进行动态 EEG 监测[3]。

3.2.6 临床并发症管理

临床最常见的并发症是肺炎（5.6%）、误吸（2.6%）、呼吸衰竭（2%）、肺栓塞（1.3%）和败血症（1.7%）。在卒中后发生死亡的患者中，约 50% 是由临床并发症所致。吞咽困难是导致肺炎的主要危险因素，因此，AHA/ASA 指南建议使用标准化测试进行吞咽障碍评估，如洼田饮水试验[3,42]。

入院后 24 h 内检测到血肌钙蛋白水平升高（约 15% 的患者）与死亡率的升高呈正相关。因此，AHA/ASA 指南推荐通过心电图检查和监测肌钙蛋白水平筛查心肌缺血事件[3]。

3.2.7 颅内高压的监测和管理

颅内高压是由于脑积水或血肿的占位效应所致。由于这个原因，如果血肿很小，且脑室内血液很少，则不需要治疗。

颅内压（ICP）可以通过脑实质导管或脑室导管进行测

量，必要时后者也可用来引流脑室内液体，但这些装置特别是脑室内置管，具有导致再出血或并发感染的危险。

颅内压增高和脑灌注压降低与死亡率升高及功能预后不良有关[43]。在缺乏相关研究明确定义 ICP 监测指标的情况下，AHA/ASA 和 SPREAD 指南建议对由于血肿占位效应导致 GCS 评分＜8 或有严重脑室出血、脑积水或小脑幕疝临床表现的患者应进行颅内压监测和治疗[3,10]。

2014 ESO 指南提出，在缺乏随机对照试验的情况下，不可能制订固定的 ICP 监测指标[9]，同时还强调其并发症的发生率较低[44]。

如果有颅内高压，AHA/ASA 指南强烈推荐以下治疗[3]：将患者头部抬高床面 30°，并保持环境安静；避免衣领或其他装置挤压颈部血管；使用高渗制剂如甘露醇或高渗溶液是比较有效的治疗方法[45]。另一方面，通常禁忌应用皮质类固醇类药物[3]。

当出现脑脊液流出受阻而导致脑积水时，可考虑脑脊液引流，尤其是在意识水平降低的患者[3]。

3.3 外科治疗

3.3.1 脑室出血

脑室出血约占所有脑出血的 45%，通过脑室导管引流可能有效；然而，由于难以保持导管通畅而常常使治疗无效。为解决这一问题，可在脑室内使用纤溶药物——重组组织型纤溶酶原激活剂（rtPA），但可增加再出血的危险。

内镜下治疗已被用作替代疗法。然而，这种方法的安全性和有效性尚未得到证实[46-47]。

由于缺乏确切的证据证明其有效性，AHA/ASA 指南将内镜治疗和脑室内纤溶药物治疗均归类为 B 级证据[3,46-47]。

3.3.2　脑出血的外科治疗

目前尚无明确的证据表明对于幕上脑实质出血，手术治疗比药物治疗效果更好。事实上，依据 SPREAD 和 AHA/ASA 指南，对于幕上出血的手术治疗应局限于患者神经功能状况恶化时[3,10]。

此外，根据 AHA/ASA 指南，对于神经功能状况迅速恶化的患者，清除幕上血肿应被视为一种抢救措施[3]。

另一方面，根据一项 meta 分析结果[49]，ESO 指南建议对于警觉状态较好的患者（GCS 评分 9～12)[9]，如及早实施手术治疗，患者可能获益更大。

对于因小脑出血导致神经功能损害或脑干受压的患者，一致推荐进行血肿清除手术[3,50]。

指南还强调，禁忌将脑脊液（CSF）引流作为第一阶段的治疗[3]。与小脑出血不同，清除脑干出血是一种有害的治疗手段。

对于具有以下特征的幕上脑出血，如昏迷、大血肿伴中线移位、难治性颅内高压，去骨瓣减压术（不论是否清除血肿）可降低上述患者的死亡率。然而，文献没有足够的数据证明其有效性[3,51]。

3.4　二级预防

脑出血每年复发的危险为 $1\%\sim5\%$[52-53]，其主要危险因素是高血压、老龄和脑叶出血。脑出血发病危险随年龄的增长而增加，这似乎与淀粉样脑血管病（导致脑叶反复出血的原因）发病率高和抗血栓药物使用增加有关。其他危险因素包括载脂蛋白 E 的 ε2、ε4 等位基因，以及梯度回波 MRI 存在多个微出血灶，特别是在脑叶部位。

3.4.1　控制高血压

PROGRESS 研究表明，降低血压（使用培哚普利和吲达帕胺）可降低脑出血和其他血管性疾病复发的危险[54]。

对于皮质下轻型卒中的二级预防（SPS3）研究表明，维持收缩压＜130 mmHg 可降低复发的危险，特别是已患有小血管疾病的患者[55]。因此，AHA/ASA 和 ESO 指南建议将控制血压作为二级预防的重要方法[3,9]。

尽管 INTERACT2 研究已经证明尽早开始治疗的安全性，但是开始治疗的最佳时间尚未明确[36]。

3.4.2　抗凝和抗血小板治疗

目前尚无随机试验证实出血性脑血管病后再次启动抗凝治疗的最佳时间，而必须通过评估每一位患者的出血危险与血栓栓塞危险之间的关系来做出决定。

SPREAD 2012 指南的建议如下[10]：

- 恢复口服抗凝治疗（OAT）的绝对禁忌证是因淀粉样血管病变所致的脑叶出血。
- 血栓栓塞性疾病的高危患者在出血 3 周后可恢复 OAT：二尖瓣人工机械瓣膜、心腔内血栓、发病前 30 天存在动脉和静脉血栓栓塞性疾病。
- 对于高出血风险患者，在第 30 周后重新开始 OAT：MRI 梯度回波序列存在微出血、存在脑白质疏松以及与淀粉样血管病变无关的脑叶出血。
- 在第 10～30 周之间重新启动 OAT：在所有其他患者，如脑深部出血。
- 只有血栓栓塞高危险的心房颤动患者和存在 OAT 绝对禁忌证的患者，才考虑经皮左心耳封堵术。

AHA/ASA 指南建议避免使用华法林治疗非瓣膜性心

房颤动患者，以及既往存在华法林相关脑叶出血患者[3]。关于何时恢复治疗，指南建议需 4 周，除非患者有机械性心脏瓣膜[3]。

ESO 指南对脑出血后恢复抗凝治疗的适应证和最佳时机没有给出任何建议，强调需要对该课题进行随机试验研究[9]。

目前还没有关于恢复抗血小板治疗的确切临床数据。然而，发生心肌梗死和缺血性脑卒中的危险要高于在脑深部及脑叶部位再出血的危险[56]。因此，AHA/ASA 指南指出，如有必要可在脑出血发生后的第二天重新开始治疗[3]。

对于既往有脑出血病史的非瓣膜性心房颤动患者，使用新型口服抗凝剂（如达比加群、利伐沙班、阿哌沙班）的疗效并不优于华法林治疗[3,57]。

此外，患者必须改变生活方式，如戒酒、戒烟、纠正阻塞性睡眠呼吸暂停综合征[3]。

SPARCL 研究表明，使用大剂量阿托伐他汀可以降低缺血性脑卒中的危险，但会增加出血性脑卒中的危险。然而，没有可靠的证据证明对于脑出血患者需要减少他汀类药物的使用[3,58]。

3.5 蛛网膜下腔出血

3.5.1 初始评估

患者入院时的神经功能状态、年龄和头颅 CT 显示的出血量与 SAH 患者的预后紧密相关。

Hunt-Hess 量表是目前广泛应用的初始评估量表。然而，该量表的观察者间和观察者内一致性较差，与预后的关系也不尽如人意[59]。而基于 GCS 的评估量表则更为可靠，世界神经外科医师联合会（WFNS）提出了一个基于 GCS 的改进评估量表，有关局灶性缺损的额外评分赋予了

GCS 评分 13 或 14 分的患者。

另一量表为"入院时动脉瘤性蛛网膜下腔出血的预后评分（PAASH）"，也是基于 GCS 评分[60]。2013 年 ESO 指南建议在 SAH 患者的初始评估中使用基于 GCS 的量表，特别是推荐使用 PAASH 量表[61]。

3.5.2　诊断

头部 CT 扫描因其在发病初期的敏感性较高而被多国指南（AHA/ASA、ESO 和 SPREAD）推荐为 SAH 的影像学诊断方法[10,61-62]。发病 3 天内行头部 CT 扫描的敏感性可接近 100%，但发病 5～7 天后，因出血部位出现血液重吸收和重新分布，头部 CT 敏感度显著降低[63]。

在这些病例中也可行头部 MRI（尤其是 FLAIR 序列、质子密度成像、DWI、梯度回波序列）完善诊断。然而，MRI 检查并不适于急诊，因其检查时间较长、存在运动伪影、患者依从性差，并存在体内起搏器禁忌证等问题而使其临床应用受到限制[64]。

如果头部 CT 检查（必要时行 MRI 检查）不能提供足够的诊断证据，但又高度怀疑 SAH 时，可进行腰椎穿刺术[61-62]，腰椎穿刺操作的最佳时间为发病后 6～12 h，因为此时血红蛋白已经降解，脑脊液由血性变为更具有诊断意义的黄色。

CT 血管造影、MRA 和 DSA 可用于筛查责任动脉瘤，但 CT 血管造影无法检测到直径<3 mm 的小动脉瘤。对于高度怀疑动脉瘤性 SAH 的患者，如 CTA 检查阴性，AHA/ASA 和 ESO 指南建议行全脑血管造影检查[61-62,65]。

依据欧洲指南（ESO），如果之前的检查为阴性，在至少 3 周后可以复查 CTA 或 DSA[61]。

对于中脑周围型 SAH，CT 血管造影和 MRI 血管造影在排除动脉瘤方面具有较高敏感性。根据 AHA/ASA 指南，如果这两项检查未发现动脉瘤，则无须再行 DSA 检查[62]。

然而，依据 ESO 指南，没有可靠的数据可用来判定是否行 DSA[61]。如果 DSA 检查阴性，在短期内不应再复查 DSA，因为这种操作的风险要大于可能发现动脉瘤的获益[66]。

动脉瘤的治疗类型可能基于无创检查方法如 CT 血管造影所获得的数据，但 CT 血管造影往往高估了动脉瘤颈的大小，从而导致不适合血管内治疗的错误结论。

根据 AHA/ASA 和 SPREAD 指南[10,62]，脑 DSA 能够很好地再现动脉瘤的解剖结构，具有很高的空间分辨率，对于规划介入治疗和选择最佳个体化治疗方案提供有益的参考[67]。

3.5.3 内科管理

ESO 指南建议，SAH 发病 7 天内，患者应在重症监护室进行严密监护，监护的内容包括心电图、意识状态、瞳孔大小、出现局灶性神经功能损害、体温和体液平衡[61]。

可给予对乙酰氨基酚缓解临床头痛症状。禁用水杨酸类药物，因其具有抗血小板聚集的作用。如果头痛剧烈可考虑给予阿片类镇痛药。

在动脉瘤栓塞治疗之前，应避免颅内压升高。患者必须卧床，并给予止吐、通便等处理［根据 ESO 指南，药品临床试验管理规范（GCP）][61]。

AHA/ASA 和 ESO 指南一致建议控制高血糖和高热[61-62]。

血压应控制在合理的范围内，既要降低再出血的危险，又要防止由于低灌注而继发脑缺血事件。但目前尚不明确最佳的血压控制范围。

ESO 指南建议，在切除动脉瘤前应控制收缩压＜180 mmHg（GCP）[61]。AHA/ASA 指南建议患者的收缩压应低于 160 mmHg[62]。

可用间歇性充气加压装置预防血栓栓塞性疾病，特别是在治疗动脉瘤之前[61]。ESO 指南建议在手术和血管内治疗 12 h 后，方可考虑使用预防剂量的低分子量肝素（LMWH）[61,68]。

癫痫发作的发生率为 6%～18%，其危险因素包括大脑中动脉动脉瘤、大量蛛网膜下腔出血、脑内血肿、再出血、脑缺血事件、严重神经功能损伤、SAH 前高血压病史。考虑到早期癫痫发作可能导致其他神经系统损害，因此临床应常规预防性使用抗癫痫药，但尚无充足的证据表明患者可从中受益[61-62]。事实上，已有预防性使用抗癫痫药导致患者预后更差的报道。

对于伴有明显临床癫痫发作的患者，应给予适当的抗癫痫药物治疗（ESO 指南，GCP）[61,70]。

高钠血症和低钠血症是 SAH 常见的伴发疾病。低钠血症通常继发于利钠肽的过量分泌。AHA/ASA 指南建议使用高渗盐水和盐皮质激素，以增加血流量和大脑的氧合[62,71]。然而，根据 ESO 指南，尚无足够的证据支持应用盐皮质激素治疗的有效性[61]。

一些随机试验表明，使用氨甲环酸或氨基己酸进行抗纤溶治疗可以降低再出血的危险，但对死亡率和患者的预后没有明显改善[72]。

虽然美国 FDA 尚未批准使用抗纤溶药物预防再出血，但 AHA/ASA 和 SPREAD 指南[10,62]不同于 ESO 指南[61]，认为在没有临床禁忌证的情况下，对符合动脉瘤治疗指征的患者可以使用抗纤溶药物，但不能立即进行，至少应在临床发病 72 h 以后应用。

3.5.4 动脉瘤治疗

动脉瘤的治疗主要有手术治疗（开颅夹闭）或血管内

治疗（血管内弹簧圈封堵）两种方法，应尽快进行，以减少再出血的危险[62]。在 1991 年 Guglielmi 首次使用弹簧圈进行动脉瘤的血管内治疗之前，开颅动脉瘤夹闭手术是主要的治疗方法。

ISAT 是唯一进行开颅手术和血管内治疗效果比较的多中心随机对照研究。短期随访（1 年）结果显示，接受血管内治疗的患者，死亡和伤残的危险均低于接受手术治疗的患者（分别为 23.7％ 和 30.6％）[73]。中期随访（9 年）结果则显示，接受血管内治疗患者的再出血率和动脉瘤复发率均高于开颅夹闭手术的患者（17.4％ *vs.* 3.8％），常常需要再次进行手术治疗[74]。

2015 年，ISAT 关于英国队列研究的长期随访结果（18 年）表明，血管内治疗与蛛网膜下腔出血复发风险的轻度增加有关；然而，这组患者维持良好独立生活能力的机会明显增大（改良 Rankin 量表评分为 0～2）。但此项研究的入组对象不包括动脉瘤＞1 cm、位于椎基底动脉系统、年龄＞70 岁、WFNS 分级较高的患者，因存在过度选择研究对象的问题而引发争议。为此 ISAT Ⅱ 研究开展了一个多中心的国际试验，从 2012 年开始，涉及 50 个研究中心，这项研究将于 2024 年完成。

脑动脉瘤治疗后再破裂的相关研究表明，患者经血管内治疗后动脉瘤破裂复发的危险较大[76]。

AHA/ASA 指南强调应多学科共同参与制订此类患者的最佳个体化治疗方案[62]。所有主要指南一致同意需要尽快治疗（SPREAD 和 ESO 推荐在发病 72 h 内治疗）[10,61]。

对于同时符合手术治疗和血管内治疗的患者，应首选血管内治疗[61-62]。

治疗方法的选择取决于某些因素，如患者因素（年龄、并发症、有无脑实质出血、SAH 等级，及动脉瘤大小、部位、形状）和操作因素（手术医生、操作技巧）。

　　支持外科手术治疗的因素包括：年龄较小、临床症状较轻、存在脑实质出血、动脉瘤位于大脑中动脉、宽瘤颈和动脉瘤囊存在动脉分支。

　　支持血管内治疗的因素包括：年龄＞70岁、Hunt-Hess量表评估为中高级（3～4分）、基底动脉或后循环动脉瘤、窄颈动脉瘤、单叶动脉瘤。

　　考虑到动脉瘤复发的风险，特别是进行血管内治疗的患者，必须定期随访进行血管造影检查。

　　根据SPREAD指南，当确认外科手术或血管内治疗均不适合时，在闭塞试验后，应关闭传入血管[10]。

3.5.5　脑积水管理

　　脑积水是由于脑脊液循环梗阻或再吸收障碍引起的并发症。1/3的患者无症状，一半的患者可出现意识水平变化，但一般可在24 h内自行缓解。对于有症状的脑积水患者，必须进行脑室外引流（EVD）或通过腰椎穿刺引流[62,77-78]。

　　严重颅内高压（脑实质血肿）的患者行腰椎穿刺引流时，要格外警惕发生小脑幕疝的危险[61]。EVD可增加感染并发症和再出血的危险。对于慢性症状性脑积水患者，建议采用永久性脑室分流[62]。

3.5.6　血管痉挛预防

　　SAH发病后7～10天是血管痉挛的高发期，21天后可自行消退，由其导致的脑缺血是SAH致残与致死的主要原因。

　　所有主要指南（AHA/ASA、ESO、SPREAD）均推荐并肯定了尼莫地平用于预防血管痉挛的效果（60 mg/4 h，口服3周）[61-62,79]。

　　血管痉挛可通过经颅多普勒超声、CT或MRI灌注进行诊断和监测[80]。

一旦确诊应立即采取血流动力学方面的干预治疗，过去常采用 3H 疗法（即升高血压、扩容、血液稀释）。目前认为在这三种治疗方法中，维持患者适度的高血压状态是真正有效的治疗方法，除非患者有禁忌证[62,81]。

SPREAD 指南推荐使用硫酸镁和他汀类药物预防脑血管痉挛，但尚未证实其临床有效性[10]。而 ESO 指南不推荐临床使用硫酸镁治疗[61]。

对于经无创治疗无效的患者，可以通过血管造影进行脑血管成形术或动脉内输注血管扩张剂（钙通道阻滞剂）[62,82]。

参考文献

1. Moon JS, Janjua N, Ahmed S et al (2008) Prehospital neurologic deterioration in patients with intracerebral hemorrhage. Crit Care Med 36:172–175

2. Acker JE 3rd, Pancioli AM, Crocco TJ et al (2007) Implementation strategies for emergency medical services within stroke systems of care: a policy statement from the American Heart Association/American Stroke Association Expert Panel on Emergency Medical Services Systems and the Stroke Council. Stroke 38:3097–3115

3. Hemphill JC, Greenberg SM, Anderson CS et al (2015) Guidelines for the management of spontaneous intracerebral hemorrhage. A guideline for healthcare professionals from the American Heart Association/American Stroke Association. Stroke 46:2032–2060

4. Fonarow GC, Pan W, Saver JL et al (2012) Comparison of 30-day mortality models for profiling hospital performance in acute ischemic stroke with vs without adjustment for stroke severity. JAMA 308:257–264

5. Smith EE, Shobha N, Dai D et al (2013) A risk score for in-hospital death in patients admitted with ischemic or hemorrhagic stroke. J Am Heart Assoc 2:e005207

6. Garrett JS, Zarghouni M, Layton KF et al (2013) Validation of clinical prediction scores in patients with primary intra- cerebral hemorrhage. Neurocrit Care 19:329–335

7. van Asch CJ, Velthuis BK, Greving JP et al (2013) External validation of the secondary intracerebral hemorrhage score in The Netherlands. Stroke 44:2904–2906

8. Goldstein LB, Simel DL (2005) Is this patient having a stroke? JAMA 293:2391–2402

9. Steiner T, Al-Shahi Salman R, Beer R et al (2014) European Stroke Organization (ESO) guidelines for the management of spontaneous intracerebral hemorrhage. Int J Stroke 9(7):840–855

10. Stroke Prevention And Educational Awareness Diffusion (SPREAD). Ictus cerebrale: linee guida italiane di prevenzione e trattamento. VII edizione. Stesura del 14 marzo 2012

11. Fiebach JB, Schellinger PD, Gass A, et al; Kompetenznetzwerk Schlaganfall B5 (2004) Stroke magnetic resonance imaging is accurate in hyperacute intracerebral hemorrhage: a multicenter study on the validity of stroke imaging. Stroke 35:502–506

12. Chalela JA, Kidwell CS, Nentwich LM et al (2007) Magnetic resonance imaging and computed tomography in emergency assessment of patients with suspected acute stroke: a prospective comparison. Lancet 369:293–298

13. Singer OC, Sitzer M, du Mesnil MD et al (2004) Practical limitations of acute stroke MRI due to patient-related problems. Neurology 62:1848–1849

14. Bekelis K, Desai A, Zhao W et al (2012) Computed tomography angiography: improving diagnostic yield and cost effectiveness in the initial evaluation of spontaneous nonsubarach- noid intracerebral hemorrhage. J Neurosurg 117:761–766

15. Delgado Almandoz JE, Schaefer PW, Forero NP et al (2009) Diagnostic accuracy and yield of multidetector CT angiography in the evaluation of spontaneous intraparenchymal cerebral hemorrhage. AJNR Am J Neuroradiol 30:1213–1221

16. Demchuk AM, Dowlatshahi D, Rodriguez-Luna D et al; PREDICT/Sunnybrook ICH CTA Study Group (2012) Prediction of haematoma growth and outcome in patients with intracerebral haemorrhage using the CT-angiography spot sign (PREDICT): a prospective observational study [published correction appears in Lancet Neurol. 2012;11:483]. Lancet Neurol 11:307–314

17. Rizos T, Dörner N, Jenetzky E et al (2013) Spot signs in intracerebral hemorrhage: useful for identifying patients at risk for hematoma enlargement? Cerebrovasc Dis 35:582–589

18. Hays A, Diringer MN (2006) Elevated troponin levels are associated with higher mortality following intracerebral hemorrhage. Neurology 66:1330–1334

19. Sandhu R, Aronow WS, Rajdev A et al (2008) Relation of cardiac troponin I levels with in- hospital mortality in patients with

ischemic stroke, intracerebral hemorrhage, and subarachnoid hemorrhage. Am J Cardiol 102:632–634

20. Langhorne P, Fearon P, Ronning OM et al (2013) Stroke unit care benefits patients with intracerebral hemorrhage: systematic review and meta- analysis. Stroke 44:3044–3049

21. Andrews CM, Jauch EC, Hemphill JC 3rd et al (2012) Emergency neurological life support: intracerebral hemorrhage. Neurocrit Care 17(suppl 1):S37–S46

22. Schulman S, Bijsterveld NR (2007) Anticoagulants and their reversal. Transfus Med Rev 21:37–48

23. Dentali F, Ageno W, Crowther M (2006) Treatment of coumarin-associated coagulopathy: a systematic review and proposed treatment algorithms. J Thromb Haemost 4:1853–1863

24. Goldstein JN, Thomas SH, Frontiero V et al (2006) Timing of fresh frozen plasma administration and rapid correction of coagulopathy in warfarin-related intracerebral hemorrhage. Stroke 37:151–155

25. Leissinger CA, Blatt PM, Hoots WK et al (2008) Role of pro-thrombin complex concentrates in reversing warfarin anticoagulation: a review of the literature. Am J Hematol 83:137–143

26. Tanaka KA, Szlam F, Dickneite G et al (2008) Effects of pro-thrombin complex concentrate and recombinant activated factor VII on vitamin K antagonist induced anticoagulation. Thromb Res 122:117–123

27. Steiner T, Rosand J, Diringer M (2006) Intracerebral hemor-rhage associated with oral anticoagulant therapy: current prac-tices and unresolved questions. Stroke 37:256–262

28. Eerenberg ES, Kamphuisen PW, Sijpkens MK et al (2011) Reversal of rivaroxaban and dabigatran by prothrombin com-plex concentrate: a randomized, placebo-controlled, crossover study in healthy subjects. Circulation 124:1573–1579

29. Mayer SA, Brun NC, Begtrup K, et al; Recombinant Activated Factor VII Intracerebral Hemorrhage Trial Investigators (2005) Recombinant activated factor VII for acute intracerebral hem-orrhage. N Engl J Med 352:777–785

30. Dennis M, Sandercock P, Reid J, et al; CLOTS (Clots in Legs Or sTockings after Stroke) Trials Collaboration (2013) Effectiveness of intermittent pneumatic compression in reduction of risk of deep vein thrombosis in patients who have had a stroke (CLOTS 3): a multicentre randomised controlled trial [published correc-tions appear in Lancet. 2013;382:506 and Lancet. 2013;382:1020]. Lancet 382:516–524

31. Boeer A, Voth E, Henze T et al (1991) Early heparin therapy in

patients with spontaneous intracerebral hemorrhage. J Neurol Neurosurg Psychiatry 54:466–467

32. Kelly J, Hunt BJ, Lewis RR et al (2003) Anticoagulation or inferior vena cava filter placement for patients with primary intracerebral hemorrhage developing venous thromboembolism? Stroke 34:2999–3005

33. Rodriguez-Luna D, Piñeiro S, Rubiera M et al (2013) Impact of blood pressure changes and course on hematoma growth in acute intra- cerebral hemorrhage. Eur J Neurol 20:1277–1283

34. Butcher KS, Jeerakathil T, Hill M, et al; ICH ADAPT Investigators (2013) The intracerebral hemorrhage acutely decreasing arterial pressure trial. Stroke 44:620–626

35. Arima H, Huang Y, Wang JG, et al; INTERACT1 Investigators (2012) Earlier blood pressure-lowering and greater attenuation of hematoma growth in acute intracerebral hemorrhage: INTERACT pilot phase. Stroke 43:2236–2238

36. Anderson CS, Heeley E, Huang Y, et al; INTERACT2 Investigators (2013) Rapid blood- pressure lowering in patients with acute intracerebral hemorrhage. N Engl J Med 368:2355–2365

37. Stead LG, Gilmore RM, Bellolio MF et al (2009) Hyperglycemia as an independent predictor of worse outcome in non-diabetic patients presenting with acute ischemic stroke. Neurocrit Care 10:181–186

38. Schwarz S, Häfner K, Aschoff A et al (2000) Incidence and prognostic significance of fever following intracerebral hemorrhage. Neurology 54:354–361

39. Broessner G, Beer R, Lackner P et al (2009) Prophylactic, endovascularly based, long- term normothermia in ICU patients with severe cerebrovascular disease: bicenter prospective, randomized trial. Stroke 40:e657–e665

40. Beghi E, D'Alessandro R, Beretta S, et al; Epistroke Group (2011) Incidence and predictors of acute symptomatic seizures after stroke. Neurology 77:1785–1793

41. De Herdt V, Dumont F, Hénon H et al (2011) Early seizures in intracerebral hemorrhage: incidence, associated factors, and outcome. Neurology 77:1794–1800

42. Hinchey JA, Shephard T, Furie K, et al; Stroke Practice Improvement Network Investigators (2005) Formal dysphagia screening protocols prevent pneumonia. Stroke 36:1972–1976

43. Ko SB, Choi HA, Parikh G et al (2011) Multimodality monitoring for cerebral perfusion pressure optimization in comatose patients with intracerebral hemorrhage. Stroke 42:3087–3092

44. Sadaka F, Kasal J, Lakshmanan R et al (2013) Placement of intracranial pressure monitors by neurointensivists: case series and a systematic review. Brain Inj 27:600–604

45. Kamel H, Navi BB, Nagakawa K et al (2011) Hypertonic saline versus mannitol for the treatment of elevated intracranial pressure: a meta-analysis of randomized clinical trials. Crit Care Med 39:554–559

46. Naff N, Williams MA, Keyl PM et al (2011) Low-dose recombinant tissue-type plasminogen activator enhances clot resolution in brain hemorrhage: the Intraventricular Hemorrhage Thrombolysis Trial. Stroke 42:3009–3016

47. Basaldella L, Marton E, Fiorindi A et al (2012) External ventricular drainage alone versus endoscopic surgery for severe intraventricular hemorrhage: a comparative retrospective analysis on outcome and shunt dependency. Neurosurg Focus 32:E4

48. Mendelow AD, Gregson BA, Rowan EN, et al; STICH II Investigators (2013) Early surgery versus initial conservative treatment in patients with spontaneous supratentorial lobar intracerebral haematomas (STICH II): a randomised trial [published correction appears in Lancet. 2013;382:396]. Lancet 382:397–408

49. Gregson BA, Broderick JP, Auer LM et al (2012) Individual patient data subgroup meta- analysis of surgery for spontaneous supratentorial intracerebral hemorrhage. Stroke 43:1495–1504

50. Van Loon J, Van Calenbergh F, Goffin J et al (1993) Controversies in the management of spontaneous cerebellar haemorrhage: a consecutive series of 49 cases and review of the literature. Acta Neurochir (Wien) 122:187–193

51. Takeuchi S, Wada K, Nagatani K et al (2013) Decompressive hemicraniectomy for spontaneous intracerebral hemorrhage. Neurosurg Focus 34:E5

52. Hanger HC, Wilkinson TJ, Fayez-Iskander N et al (2007) The risk of recurrent stroke after intracerebral haemorrhage. J Neurol Neurosurg Psychiatry 78:836–840

53. Vermeer SE, Algra A, Franke CL et al (2002) Long- term prognosis after recovery from primary intracerebral hemorrhage. Neurology 59:205–209

54. Arima H, Tzourio C, Butcher K, et al; PROGRESS Collaborative Group (2006) Prior events predict cerebrovascular and coronary outcomes in the PROGRESS trial. Stroke 37:1497–1502

55. White CL, Pergola PE, Szychowski JM, et al; SPS3 Investigators (2013) Blood pressure after recent stroke: baseline findings from the secondary prevention of small subcortical strokes trial. Am J Hypertens 26:1114–1122

56. Thompson BB, Béjot Y, Caso V et al (2010) Prior antiplatelet therapy and outcome following intracerebral hemorrhage: a systematic review. Neurology 75:1333–1342

57. Granger CB, Alexander JH, McMurray JJ, et al; ARISTOTLE Committees and Investigators (2011) Apixaban versus warfarin in patients with atrial fibrillation. N Engl J Med 365:981–992

58. Goldstein LB, Amarenco P, Szarek M, et al; SPARCL Investigators. Hemorrhagic stroke in the stroke prevention by aggressive reduction in Cholesterol Levels study. Neurology 70(24 Pt 2):2364–2370

59. Lindsay KW, Teasdale G, Knill-Jones RP et al (1982) Observer variability in grading patients with subarachnoid hemorrhage. J Neurosurg 56:628–633

60. van Heuven AW, Dorhout Mees SM, Algra A et al (2008) Validation of a prognostic subarachnoid hemorrhage grading scale derived directly from the Glasgow Coma Scale. Stroke 39:1347–1348

61. Steiner T, Juvela S, Unterberg A et al (2013) European Stroke Organization Guidelines for the management of intracranial aneurysms and subarachnoid haemorrhage. Cerebrovasc Dis 35:93–112

62. Connolly ES, Rabinstein AA, Carhuapoma JR et al (2012) Guidelines for the management of aneurysmal subarachnoid hemorrhage. A guideline for healthcare professionals from the American Heart Association/American Stroke Association. Stroke 43:1711–1737

63. Cortnum S, Sørensen P, Jørgensen J (2010) Determining the sensitivity of computed tomography scanning in early detection of subarachnoid hemorrhage. Neurosurgery 66:900–902

64. Shimoda M, Hoshikawa K, Shiramizu H et al (2010) Problems with diagnosis by fluid- attenuated inversion recovery magnetic resonance imaging in patients with acute aneurysmal subarachnoid hemorrhage. Neurol Med Chir (Tokyo) 50:530–537

65. Donmez H, Serifov E, Kahriman G et al (2011) Comparison of 16-row multislice CT angiography with conventional angiography for detection and evaluation of intracranial aneurysms. Eur J Radiol 80:455–461

66. Huttner HB, Hartmann M, Kohrmann M et al (2006) Repeated digital subtraction angiography after perimesencephalic subarachnoid hemorrhage? J Neuroradiol 33:87–89

67. van Rooij WJ, Peluso JP, Sluzewski M et al (2008) Additional value of 3D rotational angiography in angiographically negative aneurysmal subarachnoid hemorrhage: how negative is negative? AJNR Am J Neuroradiol 29:962–966

68. Wartenberg KE, Schmidt JM, Claassen J et al (2006) Impact of

medical complications on outcome after subarachnoid hemorrhage. Crit Care Med 34:617–623

69. Rosengart AJ, Huo JD, Tolentino J et al (2007) Outcome in patients with subarachnoid hemorrhage treated with antiepileptic drugs. J Neurosurg 107:253–260

70. Rhoney DH, Tipps LB, Murry KR et al (2000) Anticonvulsant prophylaxis and timing of seizures after aneurysmal subarachnoid hemorrhage. Neurolo 55:258–265

71. Al-Rawi PG, Tseng MY, Richards HK et al (2010) Hypertonic saline in patients with poor- grade subarachnoid hemorrhage improves cerebral blood flow, brain tissue oxygen, and pH. Stroke 41:122–128

72. Starke RM, Kim GH, Fernandez A et al (2008) Impact of a protocol for acute antifibrinolytic therapy on aneurysm rebleeding after subarachnoid hemorrhage. Stroke 39:2617–2621

73. Molyneux A, Kerr R, Stratton I et al (2002) International Subarachnoid Aneurysm Trial (ISAT) of neurosurgical clipping versus endovascular coiling in 2,143 patients with ruptured intracranial aneurysms: a randomised trial. Lancet 360: 1267–1274

74. Molyneux AJ, Kerr RS, Birks J (2009) Risk of recurrent subarachnoid haemorrhage, death, or dependence and standardised mortality ratios after clipping or coiling of an intracranial aneurysm in the International Subarachnoid Aneurysm Trial (ISAT): long-term follow-up. Lancet Neurol 8:427–433

75. Molyneux AJ, Birks J, Clarke A et al (2015) The durability of endovascular coiling versus neurosurgical clipping of ruptured cerebral aneurysms: 18 year follow-up of the UK cohort of the International Subarachnoid Aneurysm Trial (ISAT). Lancet 385(9969):691–697

76. Johnston SC, Dowd CF, Higashida RT et al (2008) Predictors of rehemorrhage after treatment of ruptured intracranial aneurysms: the Cerebral Aneurysm Rerupture after Treatment (CARAT) study. Stroke 39:120–125

77. Ransom ER, Mocco J, Komotar RJ et al (2007) External ventricular drainage response in poor grade aneurysmal subarachnoid hemorrhage: effect on preoperative grading and prognosis. Neurocrit Care 6:174–180

78. Kwon OY, Kim YJ, Cho CS et al (2008) The utility and benefits of external lumbar CSF drainage after endovascular coiling on aneurysmal subarachnoid hemorrhage. J Korean Neurosurg Soc 43:281–287

79. Dorhout Mees SM, Rinkel GJ, Feigin VL, et al (2007) Calcium

antagonists for aneurysmal subarachnoid haemorrhage. Cochrane Database Syst Rev (3):CD000277

80. Dankbaar JW, de Rooij NK, Velthuis BK (2009) Diagnosing delayed cerebral ischemia with different CT modalities in patients with subarachnoid hemorrhage with clinical deterioration. Stroke 40:3493–3498

81. Dankbaar JW, Slooter AJ, Rinkel GJ et al (2010) Effect of different components of triple-H therapy on cerebral perfusion in patients with aneurysmal subarachnoid haemorrhage: a systematic review. Crit Care 14:R23

82. Jun P, Ko NU, English JD et al (2010) Endovascular treatment of medically refractory cerebral vasospasm following aneurysmal subarachnoid hemorrhage. AJNR Am J Neuroradiol 31:1911–1916

第四章
个体化诊断治疗流程

Elio Agostoni，Marco Longoni，Simone Vidale

赵 萌 译 元小冬 王 义 校

　　本章提供了一些诊断治疗的流程方案，这些方案不仅可以为临床工作提供启迪，而且还可为医院根据自身的组织、技术和专业特征接收并管理急性脑卒中患者提供帮助。概览表（诊断治疗流程，表4-1）对临床医师管理患者的各种情况进行了分类（A、B、C、D）。这些流程图可以为临床工作提供参考，也可帮助医生根据所在医院的现有医疗设施选择最合适的临床路径。

　　为了保证实现最佳诊疗服务的目的，我们将这些诊断治疗流程归纳分类为四种主要情况（图4-1至图4-4），以便临床在遇到同样情况时，为开展个体化的临床工作提供参考。这部分内容突出了中心辐射模型的网络和组织管理的理念。

表 4-1 诊断治疗流程

情景 A
医院科室： 急诊科
放射科全天候值班
检验科等实验室全天候值班
情景 B
医院科室： 急诊科
放射科全天候值班
检验科等实验室全天候值班
神经内科/卒中单元和医院神经内科医生全天候值班
情景 C
医院科室： 急诊科
放射科全天候值班
检验科等实验室全天候值班
神经内科/卒中单元全天候值班
神经外科
情景 D
医院科室： 急诊科
放射科全天候值班
检验科等实验室全天候值班
神经内科/卒中单元全天候值班
神经外科
神经放射科/介入放射科

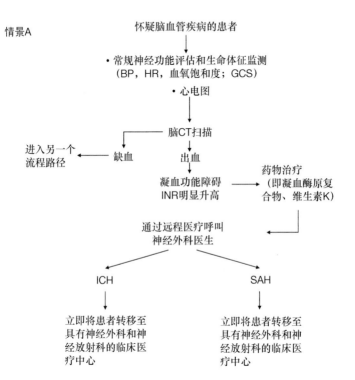

图 4-1

情景B

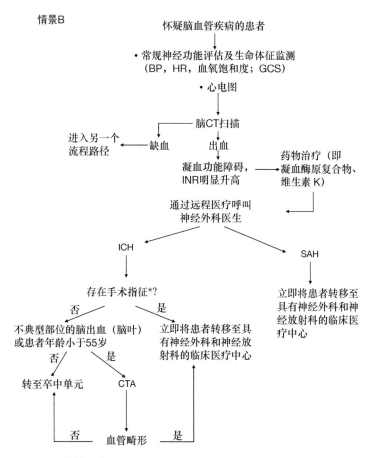

*小脑出血伴神经功能恶化，或脑干受压和（或）脑积水，或幕上 ICH 伴临床病情恶化或脑中线移位或颅内压升高的临床征象

图 4-2

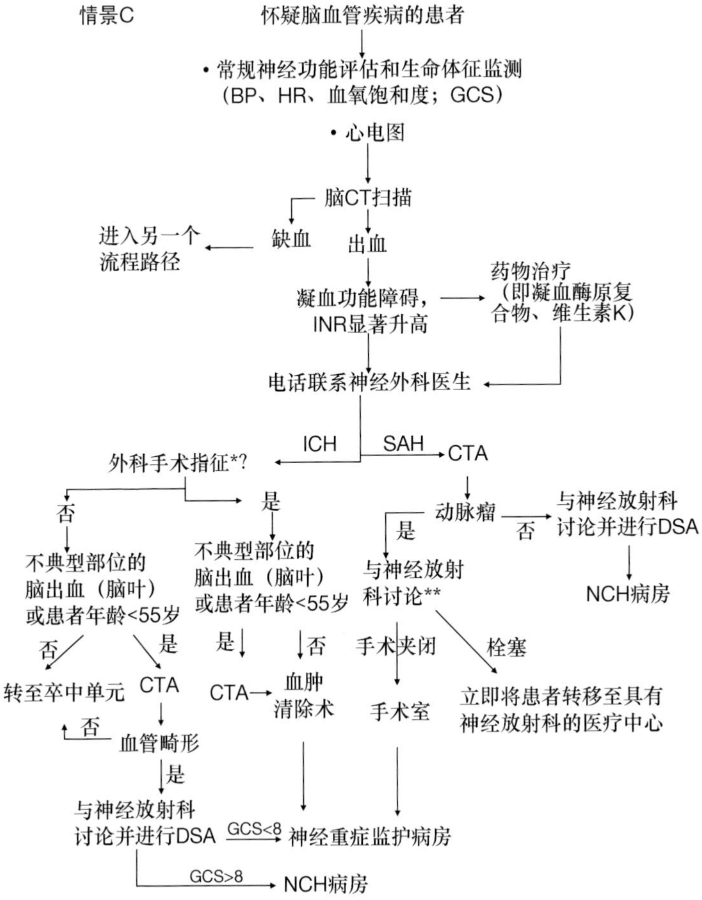

情景C 怀疑脑血管疾病的患者

- 常规神经功能评估和生命体征监测
（BP、HR、血氧饱和度；GCS）

- 心电图

脑CT扫描

缺血 → 进入另一个流程路径

出血

凝血功能障碍，INR显著升高 → 药物治疗（即凝血酶原复合物、维生素K）

电话联系神经外科医生

ICH SAH → CTA

动脉瘤

是 → 与神经放射科讨论**

否 → 与神经放射科讨论并进行DSA → NCH病房

外科手术指征*?

否 → 不典型部位的脑出血（脑叶）或患者年龄<55岁

否 → 转至卒中单元

是 → CTA → 血管畸形

否 ↩

是 → 与神经放射科讨论并进行DSA

是 → 不典型部位的脑出血（脑叶）或患者年龄<55岁

是 → CTA

否 → 血肿清除术

手术夹闭 → 手术室

栓塞 → 立即将患者转移至具有神经放射科的医疗中心

GCS<8 → 神经重症监护病房

GCS>8 → NCH病房

* 小脑出血伴神经功能恶化，或脑干受压和（或）脑积水，或幕上ICH伴临床病情恶化或脑中线移位或颅内压升高的临床征象

** 支持手术夹闭的因素：年轻、临床状况良好、MCA动脉瘤、伴脑内血肿

图 4-3

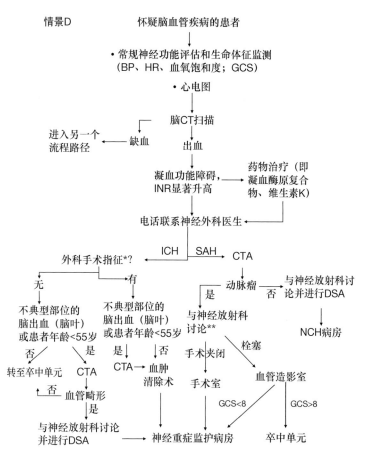

情景D

怀疑脑血管疾病的患者

↓

•常规神经功能评估和生命体征监测
（BP、HR、血氧饱和度；GCS）

•心电图

↓

脑CT扫描

进入另一个流程路径 ← 缺血　出血

↓

凝血功能障碍，INR显著升高 → 药物治疗（即凝血酶原复合物、维生素K）

↓

电话联系神经外科医生

外科手术指征*? — ICH　SAH — CTA

无　　　　　　有　　　　　　是　动脉瘤　否 → 与神经放射科讨论并进行DSA

不典型部位的脑出血（脑叶）或患者年龄<55岁　　不典型部位的脑出血（脑叶）或患者年龄<55岁　　与神经放射科讨论**　　NCH病房

否　是　　是↓　↓否　　手术夹闭　栓塞

转至卒中单元　CTA　　CTA → 血肿清除术　　手术室　　血管造影室

否↑　血管畸形　　　　　　　　GCS<8　GCS>8

是

与神经放射科讨论并进行DSA → 神经重症监护病房　　卒中单元

* 小脑出血伴神经功能恶化，或脑干受压和（或）脑积水，或幕上ICH伴临床病情恶化或脑中线移位或颅内压升高的临床征象

** 支持手术夹闭的因素：年轻、临床状况良好、MCA动脉瘤、伴脑内血肿

图 4-4